DES

EFFLUVES

OU

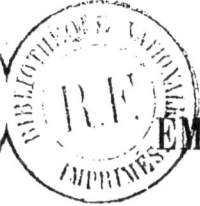

ÉMANATIONS PALUDÉENNES

ET

DE L'ÉTIOLOGIE DE QUELQUES AFFECTIONS PARTICULIÈRES
AUX LIEUX MARÉCAGEUX

PAR

JOSEPH ORY

Médecin-Vétérinaire, Membre de l'Académie nationale et de plusieurs
Sociétés savantes.

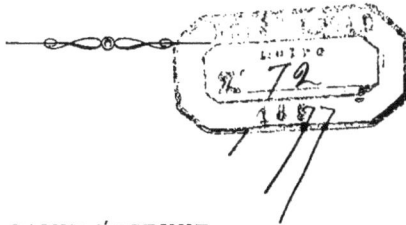

SAINT-ÉTIENNE

IMPRIMERIE DE F. FORESTIER ET Cᵉ

2, rue de la Bourse, 2.

—

1877

PRÉFACE

Les effluves, produits des fermentations paludéennes, tiennent une large place parmi les agents pathogéniques. Ces miasmes jouent un grand rôle dans l'étiologie d'un certain nombre de maladies que l'on voit, dans les contrées marécageuses, régner à l'état épizootique ou enzootique. Les nombreuses affections qui assiégent les pays à marais ne sont-elles pas la principale cause de l'abandon que l'on constate dans ces lieux insalubres? L'inertie des habitants n'est-elle pas provoquée par le peu d'espérance qu'ils fondent et l'apathie dans laquelle ils sont plongés n'est-elle pas due à la funeste influence du sol sur lequel ils vivent?

L'insalubrité de notre plaine, qui peut avoir son terme, doit être attribuée à son propre sol et surtout à un certain nombre d'étangs qui la recouvrent en quelques parties; l'hygiène aidée de l'agriculture peut nous fournir les moyens de l'assainir.

Dans la première partie de mon écrit, je parlerai des Marais, sur lesquels je m'étendrai suffisamment, puisque ce sont eux qui fournissent les foyers d'où se dégagent ces agents concourant à la genèse de maladies nombreuses et si souvent funestes. Dans la seconde partie, je traiterai de tout ce qui a rapport aux Effluves; dans la troisième, je me livrerai à l'étude étiologique de certaines affections particulières au pays que j'habite; je ne m'arrêterai point aux symptômes, marche, diagnostic, pronostic, lésions et traitement des maladies énoncées, je m'efforcerai simplement de prouver de mon mieux que ces maladies sont provoquées souvent, sinon toujours, par la pénétration dans l'organisme du miasme paludéen ou par l'alimentation que fournissent les terrains marécageux.

Les principaux auteurs que j'ai mis à contribution sont : Montfalcon, M. Viaud, MM. Bouley et Reynal pour quelques articles de leur dictionnaire.

C'est, touché de l'état déplorable de quelques localités de notre plaine et ému des effets funestes qu'exercent les effluves sur la santé des hommes et des animaux, que j'ai conçu le dessein d'écrire le modeste ouvrage que je livre maintenant, habitants du Forez, à votre appréciation. L'amour de mon pays, l'intérêt que je porte à mes concitoyens m'ont seuls encouragé dans cette tâche, que je me suis imposée volontiers pour le bien-être général et la richesse publique.

Puissé-je voir, un jour, nos marécages remplacés par des champs fertiles ou métamorphosés en luxuriantes prairies où viendront paître un bétail apte au travail et à l'engraissement, des chevaux appropriés aux besoins de l'agriculture, de l'industrie et du luxe.

Puissent mes vœux être accomplis, et le bonheur d'avoir été utile à mon pays sera pour moi une récompense bien douce, plus que suffisante et la seule que j'ambitionne !

ORY

DES MARAIS

Les marais sont des terrains couverts d'eaux stagnantes au milieu desquelles végètent et vivent une foule de plantes et d'animaux aquatiques dont les débris macèrent dans ces eaux. Ces débris, sous l'influence de la chaleur, se décomposent, entrent en fermentation et donnent naissance à divers produits dont les uns restent dans le sol ou se dissolvent dans les eaux et dont les autres se répandent dans l'atmosphère.

HISTORIQUE

Dès la plus haute antiquité, on signala les effets nuisibles des marais. L'imagination riante des Grecs et celle de quelques-uns de nos romanciers ont créé sur les marais une foule de traditions légendaires ; elles en ont fait le séjour d'êtres fantastiques, d'animaux à formes hideuses, de divinités malfaisantes. Frappés de la mortalité qui dévastait les pays marécageux, certains peuples les regardaient comme la bouche des enfers. Ils connaissaient les maladies dangereuses qu'enfantent les émanations paludéennes. L'ancienne Grèce a personnifié ces effluves sous l'emblême d'un monstre à plusieurs têtes. Lerne était un marais profond et d'une étendue considérable ; on tenta sans succès d'en trouver le fond : Hercule creusa les conduits pour faciliter l'écoulement des eaux et parvint à dessécher cet immense marécage. Ainsi s'explique l'allégorie de l'hydre ; la mort du monstre fut un des grands travaux imposés au fils d'Alcmène. L'Averne (a privatif, ορνις oiseau), était un lac de Campanie dont les anciens avaient fait l'entrée principale des enfers et qui exhalait des vapeurs si infectes, que les oiseaux n'en pouvaient approcher ; c'est ce que nous exprime très-bien Virgile, dans son sixième livre de l'Enéïde, par les vers suivants :

« His actis propere exsequitur præcepta sybillæ
« Spelunca alta fuit, vasto que immanis hiatu,
« Scrupea, tuta lacu nigro nemorumque tenebris,
« Quam super haud ullæ poterant impunè volantes
« Tendere iter pennis ; talis sese halitus atris
« Unde locum Graii dixerunt nomine Avernum.

C'est par la même raison qu'il faut attribuer aux Egyptiens leur croyance au géant Typhon et les idées qu'ils s'étaient formées sur ce génie, principe du mal et de la destruction ; on comprend facilement la frayeur que l'on avait à s'approcher de ces parages pernicieux et mortels. Les idées religieuses sont aussi venues compléter la masse des fables ou légendes, en rapport avec les croyances et les superstitions de ces anciens peuples et formées par l'esprit dominant du siècle. Quoiqu'il soit bien démontré que le culte adressé aux déesses Cloacina et Méphytis était insensé, il avait pour motifs des faits réels ; dans ce temps où le polythéisme régnait, alors qu'il fallait un dieu pour toute chose, on avait créé ces déesses et avec elles leur culte et les traditions qui s'y rattachaient.

Hippocrate, le père de la médecine, a parlé des marais situés dans l'ancienne Colchide et formés par les eaux du Phase ; il a tracé un tableau aussi exact qu'animé des effets nuisibles des marais, en décrivant les affections auxquelles étaient en proie les habitants qui demeuraient sur les bords de cette rivière. Ses observations ont été confirmées par tous ceux qui, depuis lors, ont cherché à les vérifier.

L'Histoire romaine nous donne aussi quelques détails sur des marais de triste souvenir, et encore connus de nos jours sous le nom de Marais-Pontins. Les anciens Volsques, peuple sain et nombreux, ont habité et cultivé les lieux, jadis fertiles, qu'occupent ces marais aujourd'hui. Les guerres nombreuses et cruelles qu'ils eurent à soutenir contre les Romains, les forcèrent de négliger leurs travaux de culture et par conséquent ceux qu'ils pratiquaient pour maîtriser les eaux. Celles-ci commencèrent aussitôt à reparaître et avec elles les nombreuses maladies qu'elles ne manquent jamais de produire. Les fréquentes épidémies, décrites par Lancisi, sont attribuées par lui-même à la stagnation des eaux ; quelques-unes appartiennent au typhus des camps. Forcées de camper près ou dans l'emplacement même des marais, les troupes romaines ont souvent été atteintes d'affections dues à leurs émanations.

Les consuls romains, puis les empereurs et enfin les papes ont sans succès essayé de les détruire. C'est en vain, que Pie VI, qui occupa le siége pontifical de 1775 à 1795, chercha à détruire ou au moins à assainir ces marais ; ce fut lui qui ordonna les plus grands travaux que jusqu'alors on avait entrepris ; malheureusement ces travaux n'ont pas été dirigés comme ils auraient pu l'être, aussi cette entreprise demeura-t-elle inachevée et incomplète. Les tentatives infructueuses que fit ce pontife pour reconquérir à l'agriculture ces vastes plaines palustres furent donc sans succès et les Marais-Pontins demeurèrent, comme par le passé, incultes et malsains.

Par cet historique très-succinct des Marais-Pontins, nous pouvons voir que le desséchement des marais conserve non-seulement la santé des hommes et des animaux, mais qu'il rend à l'agriculture des terres souvent du plus grand prix.

Aussi les Grecs avaient-ils adopté un vieil adage et disaient-ils de ceux à qui ils voyaient faire une fortune brillante et rapide : « *Ils défrichent des marais.* » (1).

Les anciens Romains ont exécuté des travaux importants pour dessécher le sol des alentours de leur ville. De grandes masses d'eaux stagnantes existaient entre le mont Aventin, le Palatin et la colline Tarpéienne ; des vapeurs abondantes et très-infectes s'en dégageaient pendant l'été. Tarquin l'Ancien ordonna le desséchement de ces marais et fit ouvrir des canaux qui conduisaient leurs eaux au Tibre. Ces conduits souterrains se ramifiaient sous le sol dans toute l'étendue de la ville ; construits en voûte, ils étaient d'une hauteur et d'une largeur si considérables, qu'on pouvait y conduire des barques ou même y faire passer des chariots de foin. Pline appelle ces canaux et ces égouts : « *Operum omnium dictu maximum, suffosis montibus, atque urbe pensili, subterque navigata.* » Le consul Scaurus fit dessécher les marais près du Pô, qui cependant, plus tard, incommodèrent Annibal lorsqu'il traversa ce fleuve pour envahir l'Etrurie. Rome fut assaillie, de nombreuses fois, par des maladies épidémiques meurtrières, et fut si malsaine depuis les premiers temps de son existence jusqu'à l'année 439 de sa fondation, qu'on ne trouve, dans l'histoire de ses premiers siècles, pas moins de quinze pestes décrites par Tite-Live.— Columelle a décrit le charbon sous le nom de *ignis sacer*, comme une affection faisant de grands ravages dans les divers Etats du vaste empire romain, et se communiquant à l'homme. Beaucoup de terrains fangeux situés aux portes de la capitale du monde furent mis en culture, des canaux cons-

---

1 Rotchouc. *Dict^re de méd.* T. XIX. P. 155.

truits avec une solidité admirable et soigneusement entretenus, maintinrent la salubrité de la ville. César avait le pro-
jet de faire disparaître quelques eaux stagnantes existant
encore à une certaine distance de Rome et de donner issue
au lac Fucin, lorsqu'une mort inopinée arrêta le cours de
ses grandes pensées.

La Hollande était un pays presque entièrement marécageux où l'hygiène et l'agriculture ont fait de grands progrès, surtout dans la Zélande, dont l'insalubrité pour ainsi
dire naturelle semble diminuer de jour en jour. Nous ne
parlerons pas des moyens qu'employèrent les laborieux
habitants de ce pays conquis sur les eaux de la mer, nous
citerons seulement les vers suivants qui feront quelque peu
comprendre les travaux ingénieux et pénibles qui durent être
entrepris à cet effet :

> ....Sur ce rivage
> Tout appartient à l'homme et tout est son ouvrage,
> Dans ces Etats (1) peut-être ou dans ceux du Croissant,
> Ce pays ne serait qu'un limon croupissant,
> Une plage stérile, inculte, inhabitée,
> Désert contagieux où la terre infestée,
> N'offrirait que l'insecte errant sur des roseaux.
> Tu vois ce que peut l'homme et ses hardis travaux :
> D'un marécage immense il fait des champs fertiles,
> Sur ce limon flottant il affermit des villes,
> Et les fleuves indomptés, lui prêtent leur secours,
> Apprennent sous sa main à diriger leur cours. (2).

Si, dans certains cas, on doit lutter contre l'envahissement
des eaux de la mer, il peut arriver quelquefois que celles-ci
se retirent sans que la main de l'homme les y force, qu'elles laissent ainsi des dépôts sur le rivage, qui, par la suite
seront la cause de formations palustres assez considérables.
Tel est, par exemple, le Brouageais, pays placé à l'ouest du
département de la Charente-Inférieure, situé sur les bords

(1) Les Etats du czar Pierre.
(2) (Thomas, le *Czar Pierre*, chant de Hollande).

de l'Océan, en face de l'île d'Oléron, et que recouvrent presque entièrement, depuis quelques siècles à peine, des marécages de formation récente, connus dans le pays sous le
nom de *Marais gâts*. Sous Louis XIV, Brouage était encore
un port militaire ayant une assez grande importance ; les
flots de l'Océan venaient baigner ses remparts ; mais aujour-
d'hui la mer, en se retirant à plusieurs kilomètres, a laissé
un port comblé par des dépôts marins et converti en marais.
Cette ville, déchue et déserte, voit sa population, autrefois
saine et nombreuse, décimée par les fièvres intermittentes et
n'a de protection contre les attaques de cette maladie que
ses remparts qui, tombant en ruine de jour en jour, forment
ainsi d'impuissantes barrières à la propagation des effluves.
Un exemple analogue nous est fourni par Aigues-Mortes,
ville triste et déserte du département du Gard, qui, sous le
règne de saint Louis, était florissante et avait un bon port
sur la Méditerranée. Mais aujourd'hui cette ville a éprouvé
la même destinée que Brouage, et son pays, quoique moins
malsain que le Brouageais, est couvert de marécages.

Il est facile de se convaincre des effets fâcheux qu'ont produits et produisent encore chaque jour les marais, par les
quelques faits que nous venons de citer ; nous pourrions multiplier ces exemples, mais cela nous entraînerait trop loin
sans amener un résultat plus concluant.

L'histoire des épizooties prouve que l'action des émanations marécageuses n'est pas moins funeste aux animaux
qu'aux hommes.

Pour compléter cet historique, nous parlerons de quelques
faits dus au défrichement des forêts vierges, aux fouilles,
aux déblais, aux marais souterrains qui, parfois, ont été le
point de départ d'émanations paludéennes. Aussi, très-souvent, lors du défrichement de certaines forêts, en Amérique,
on vit les fièvres attaquer et décimer en grand nombre les
ouvriers qui y travaillaient. Sous le règne de Louis XIV, à
l'époque où l'on creusa les conduits pour mener à Versailles

les eaux de l'Eure, par Maintenon, les soldats qui furent employés à ce travail périrent par milliers.

Lors de la première colonisation de Sahel d'Alger, on a pu remarquer que les familles qui travaillaient des terres vierges étaient beaucoup plus maltraitées que les colons auxquels étaient échus des lots de terre déjà probablement mis en culture par les Maures. A Théniel-El-Had une partie de la garnison était employée à ouvrir une route, dans un terrain composé de détritus végétaux en putréfaction, d'où s'échappaient des exhalaisons semblables aux émanations marécageuses ; nos malheureux soldats ont beaucoup souffert des fièvres qui les attaquaient en grand nombre.

Pendant l'été durant lequel fut percé le canal de la Garonne, les populations situées au voisinage, furent frappées en grande partie de fièvres intermittentes. Des terrassements exécutés à Nancy, en 1847, pour l'ouverture du canal, occasionnèrent des fièvres intermittentes qui firent invasion au faubourg Saint-Pierre, quartier voisin des travaux, et les soixante-dix élèves du pensionnat Maggiolo, furent frappées de cette maladie, sauf quelques-unes qui échappèrent à cette affection.

En 1863, pour ouvrir le canal d'irrigation de la plaine du Forez, des travaux gigantesques furent entrepris ; deux ans au moins furent nécessaires pour creuser son lit dans les rochers énormes qui bordent la Loire, au-dessus de Saint-Rambert, et lorsqu'on fut arrivé dans la plaine, c'est-à-dire, lorsque son lit ne fut qu'incomplètement formé et que l'eau ne pouvait y suivre son courant naturel, des fièvres intermittentes apparurent et attaquèrent les populations de Craintilleux, Boisset et Sourcieux. Depuis cette époque, les travaux n'étant pas achevés, les fièvres paludéennes sévissent vigoureusement dans les localités que nous venons de nommer, et les fièvres charbonneuses ne déciment malheureusement que trop souvent le bétail des villages situés sur les bords du canal.

DIVISION DES MARAIS

On peut diviser les marais en quatre classes principales : les marais *d'eau douce*, les marais *d'eau salée*, les marais *mixtes* et les marais *souterrains*. On a encore voulu les diviser suivant les effets qu'ils produisent, les régions qu'ils occupent, suivant enfin la végétation qui croit dans les lieux où ils sont situés ; mais toutes ces divisions se rattachent plus ou moins directement à celles que nous venons d'énumérer. Nous mentionnerons une autre division adoptée par M. Lafosse, professeur de pathologie interne à l'Ecole de Toulouse ; elle est fondée sur la persistance ou la disparition périodique des eaux qui forment les marais ; dans le premier cas, ils sont appelés *mouillés*, et *desséchés* dans le second. Le fond vaseux de ces derniers est mis à nu, soit par l'évaporation, soit par la main de l'homme.

Nous allons nous arrêter à chacune des divisions que nous avons primitivement données.

Les eaux de pluie, de source, des rivières, des fleuves enfin, peuvent venir s'étaler à la surface d'une plaine où l'horizontalité de sol ne les force pas à couler et former ce que nous appelons le *Marais d'eau douce*.

Plusieurs marais donnent naissance à des rivières et même à des fleuves considérables ; ainsi le Borystène, le Niémen et la Dwina ont tous trois leur source dans la même plaine marécageuse ; d'autres amas d'eaux continentales stagnantes reçoivent des rivières qui s'y perdent. En Espagne, la Guadiana disparaît dans la plaine d'Alcaza et renaît à cinq lieues plus loin en formant de grands marais ; en Perse, le Zenderoud termine son cours dans un vaste marécage. Les marais d'eau douce sont ceux qui nous intéressent seuls au point de vue de la pathologie vétérinaire des pays du centre de la France.

Nous allons maintenant faire connaître une subdivision

pour les marais d'eau salée ; nous les distinguerons en marais *salés* et en marais *salants*, encore appelés *salines ;* ceux-ci sont artificiels, creusés par la main de l'homme et entretenus par la mer sur les rivages que baignent ses flots; ceux-là sont formés par la seule disposition du sol; ils s'établissent sur des terrains bas, peu inclinés et accessibles, pendant les hautes marées, aux eaux de la mer, qui y apportent une grande quantité d'insectes, de poissons, de matières végétales et animales dont la putréfaction est fort rapide ; aussi sont-ils, le plus souvent, insalubres.

Longtemps, on a regardé les marais salants comme les plus pernicieux ; mais M. Mélier a démontré que cette opinion était peu fondée et combien était grande l'erreur dans laquelle on était plongé à ce sujet. Si les marais salants naturels ou marais salés proprement dits, abandonnés à eux-mêmes, sont des foyers d'émanations, il n'en est pas de même des marais salants. Ceux-ci, pour être exploités avantageusement, doivent être bien établis et dégagés de leurs eaux croupissantes; les plantes y sont continuellement détruites, l'eau, se renouvelant sans cesse, parcourant de longs canaux sinueux pour arriver dans le dernier bassin, très peu profond, où elle s'évapore et où se déposent les sels qu'elle renferme en dissolution ; aussi, cette eau ne permet-elle ni le développement des animaux, ni la décomposition putride des matières organiques. Les marais salants seraient, au contraire, d'après quelques hygiénistes, un moyen d'assainissement, les exhalaisons qui se font, imprègnent l'atmosphère de principes salins très propres à développer les forces et l'appétit chez les personnes qui les parcourent et les habitent.

Les marais *mixtes* sont formés par le mélange des eaux douces avec les eaux salées ; ce sont généralement les plus nuisibles. A Venise on connaissait depuis très longtemps la nocuité de ce mélange, car, dès 1437, la République s'était proposée l'assainissement de la ville, en détournant les eaux fluviatiles qui versaient leur pernicieux tribut dans la lagune. Les travaux que fit opérer l'Institut Lombard-Vénitien, ainsi que ceux exécutés par Bernardino Zendrini, cet homme intelligent qui, en 1470, effectua l'assainissement de Viareggio par la séparation des eaux douces d'avec celles de la mer, rendirent à Venise toute la salubrité désirable. Les Marennes toscanes ont aussi ressenti les bons effets des écluses construites pour produire cette séparation; de pareilles observations peuvent être répétées chaque jour.

Certains pays sont, en apparence, dépourvus de marais, et cependant les effets des effluves s'y montrent très-manifestement; mais en examinant attentivement la configuration du sol, sa constitution géologique, on peut remarquer la présence d'une nouvelle espèce de marais, que nous désignons sous le nom de *marais souterrains*. Les anciens marais salés, recouverts par une mince couche alluviale, qui n'empêche ni l'infiltration des eaux de la pluie, ni leur action sur les terres maritimes, forment des marécages souterrains signalés par les auteurs italiens sous le nom de *salmastraie*. D'autres foyers d'émanations, d'élaborations palustres, peuvent encore exister; c'est lorsque les eaux fluviatiles et pluviales pénètrent dans la profondeur de certains terrains par de nombreuses porosités qu'ils contiennent, notamment dans les terrains plutoniens, riches en chlorures, en carbonates et en sulfates divers, contenant même une huile bitumineuse empyreumatique.

Comme cela a été démontré en Toscane, les marais souterrains peuvent être constitués par des eaux stagnantes ou des boues recouvertes d'une couche corticale résistante, qui sont de véritables fondrières arrivées à un degré avancé de solidification. Dans les plaines de l'Amérique, l'éruption de petits cônes nommés *salsas*, qui ont vomi des quantités énormes de boues, établissent suffisamment l'existence de ces marécages, qui ont leur flore et leur faune.

Nous citerons encore une autre variété de marais souterrains; d'après le docteur Jacquot, dans le Sahara algérien,
les eaux, après un cours très-limité sur le sol, à la surface
duquel elles ne font que de rares apparitions, se dérobent et
forment, soit de vastes fleuves, soit des lacs souterrains que
les Arabes appellent : *th'arth'at el ard ou bah ar el tah
atani (la mer sous la terre)*. Le territoire tout entier de l'oasis
d'Ouergla, où viennent s'engloutir la grande rivière de
l'Oued-Mia et trente à quarante cours d'eau, repose sur une
véritable mer souterraine.

En France, quelques exemples d'une constitution analogue
nous sont fournis par les lieux sur lesquels est bâtie Marseille, ville qui repose sur une nappe d'eau souterraine. Un
autre exemple nous est fourni par Ravel et ses environs,
petite ville située à l'est du département de la Haute-Garonne
et au pied des montagnes sur lesquelles existe le bassin de
Saint-Féréol, qui alimente le canal du Midi.

Maintenant que nous venons de décrire assez brièvement
chacune des divisions que nous avions énoncées, parlons un
instant d'une division qui nous paraît logique, en quelque
sorte plus médicale, et qui consiste à classer les marais
d'après les effets qu'ils produisent.

Leurs émanations ne produisent pas les mêmes effets dans
toutes les contrées, car chaque climat a sa température et
modifie d'une manière spéciale les corps de l'homme et des
animaux. Elles causent des maladies dont le siége, la physionomie, la violence et les complications diffèrent, suivant
que l'action combinée de l'air, de l'humidité, des eaux et des
lieux a produit telle ou telle idiosyncrasie. L'état physiologique des individus fait subir une grande modification à l'influence exercée habituellement par les effluves; lors même
que l'identité des émanations marécageuses serait parfaitement établie dans toutes les régions du globe, elles n'affecte-
raient pas de la même manière un Hollandais et un Algérien ;
elles ne produiraient pas les mêmes effets en Russie qu'au

Mexique. Ainsi, pour les bien connaître, il faut tenir compte des lieux et du tempérament du sujet.

Afin de prouver plus facilement que les effets des éma-nations marécageuses varient avec les différentes contrées, avec les différents sujets, nous allons emprunter à la médecine humaine des faits plus saisissables que dans la nôtre, et dont ne peuvent nous rendre compte nos animaux, qui n'ont pas le pouvoir d'exprimer leurs impressions.

Les corpuscules délétères que renferment les effluves produisent chez l'homme les fièvres tierces et quartes en Bresse et dans la plaine du Forez, les fièvres pernicieuses dans la campagne de Rome, les fièvres jaunes en Améri-que et la peste en Egypte. Plus la chaleur atmosphérique est intense, plus les maladies ont une marche rapide et une mortalité plus grande, plus elles sont accompagnées de symptômes variés du trouble général du système nerveux. Si nous examinons les affections endémiques dans les princi-pales contrées marécageuses, nous verrons des fièvres intermittentes, quartes, tierces ou quotidiennes atteindre, en Hollande, un grand nombre de sujets, mais présenter une marche assez lente, et laisser au médecin le temps de les combattre. Ces maladies sont déjà plus souvent rémittentes ; en Hongrie, la dyssenterie, dite putride, paraît y affecter un plus grand nombre d'individus. En Italie, les fièvres que produisent les Marais-Pontins sont accompagnées d'apyrexies très courtes et les symptômes dits ataxiques viennent le plus souvent les compliquer. Les accidents les plus graves, tels que les vomissements de sang, la couleur jaune de la peau, la violence du délire, etc., etc., rapprochent les ma-ladies de l'Espagne de celles des côtes de l'Afrique. Enfin, dans cette dernière contrée, ainsi qu'en Amérique, les mêmes affections fébriles sont observées, mais accompagnées des symptômes les plus violents, et presque toujours elles sont rémittentes et continues. Ce qui semble prouvé, c'est que les maladies occasionnées par les miasmes deviennent plus

aiguës, et, si elles sont rémittentes, se rapprochent du type
continu, dans leurs voyages des contrées du Nord au climat
du Midi ; c'est, au fond, le même genre de maladie, mais
modifié par la double influence de la température atmosphérique et de la constitution individuelle. D'après ces données,
la meilleure classification des marais consiste à les placer
dans trois séries : ceux des pays chauds, ceux des pays froids
et ceux des pays tempérés.

ÉTENDUE DES MARAIS

Les marécages occupent une immense surface du globe.
Le nouveau continent nous en offre en plus grande quantité
que l'ancien, comparativement à leur étendue. L'Amérique
renferme de vastes plaines marécageuses, notamment sur le
littoral baigné par l'océan Atlantique, dans la partie méridionale des Etats-Unis, dans la région occidentale du
Mexique. La Colombie, la Guyane, le Brésil, la République
Argentine possèdent aussi de vastes foyers d'émanations
paludéennes qui sont un des obstacles les plus sérieux à la
colonisation, aux progrès de l'agriculture et à son extension.
L'étendue considérable des marais de la Guyane française
rend douteuse la possibilité d'y continuer la transportation
des détenus.

L'Asie ne paraît pas contenir autant de marais que l'Europe ; on en trouve cependant de fort grands aux environs
de l'Euphrate, des Palus-Méotides et en Tartarie ; des eaux
stagnantes couvrent plusieurs de ces plaines, rendent quelques-unes de ces montagnes inabordables, et occupent la
surface d'une partie des forêts ; ainsi que nous le montre
Buffon en parlant d'un voyageur qui parcourait cette partie
du monde, et se détournait de sa route pour aller observer
les monts qu'il voyait à une petite distance, il lui arrivait
bien souvent, dit ce grand naturaliste, d'être arrêté tout-à-
coup par un marécage profond, à l'instant même où il se

croyait sur le point de gravir des rochers. Parmi les lieux marécageux de cette contrée, citons encore le pays des Jungles, situé au pied de l'Himalaya, sur le plateau central de l'Hindoustan. Ce pays est couvert de marécages qui sont devenus célèbres par l'origine du choléra asiatique qu'on leur a attribuée.

L'Afrique a une surface marécageuse plus considérable que l'Europe ; et cette dernière, malgré sa civilisation avancée et le développement de son agriculture, n'a encore pu enlever aux marais qu'une faible partie du sol qu'ils occupent. Beaucoup de contrées de l'Afrique sont inondées par des masses prodigieuses d'eaux fluviales et recouvertes de marécages que la température de ce climat rend doublement dangereux. En certains points de ces côtes, les marais sont communs, surtout depuis le pays des Cafres jusqu'au fleuve Sénégal qui roule ses eaux sur le sol brûlant de la province à laquelle il donne son nom. La grande étendue des marécages de nos possessions algériennes a nui énormément aux progrès de colonisation de cette riche conquête.

La Basse-Egypte est un marais pendant plusieurs mois de l'année. Ce pays est formé par la quantité prodigieuse de limon que le Nil charrie et dépose sur ses bords continuellement exhaussés. Un long séjour sur cette terre classique a permis aux savants qui ont accompagné l'armée française, lors de l'expédition de 1799, d'observer souvent quelle est l'action des émanations marécageuses sur l'organisme. Des eaux qui stagnaient dans les canaux du Caire, au temps d'Hérodote, remplissaient cette ville de fièvres putrides, qui, chaque année, réapparaissaient pendant les mois d'avril et de mai, rendus si chauds dans ces contrées par le souffle continuel des vents méridionaux. Lorsque les eaux du Nil se retirent d'Alexandrie, elles laissent des marais infects, contenant des amas d'insectes, de cadavres, dont la putréfaction remplit l'atmosphère d'émanations qui produisent des effets terribles. L'influence des émanations de la fange déposée par le Nil sur la production de la peste en Egypte, est un fait incontestable.

Pour ce qui est des marais existant en Europe, nous ne nommerons que les principaux, ceux qui nous sont connus par leurs effets, et les maladies qu'ils ont occasionnées. L'Espagne a peu de marais : les principaux sont dans l'Andalousie ; on en voit à quelque distance de Cadix à Malaga, à Gibraltar et en Portugal, aux environs de Lisbonne. Plusieurs des plus belles contrées de l'Italie sont couvertes d'eaux stagnantes infectes. Des marais immenses ont placé, parmi les pays les plus insalubres de l'univers, la campagne de Rome, ainsi que le Mantouan, patrie de Virgile, jadis si fertile, lorsque ce poëte y chantait dans ses Géorgiques la manière de cultiver le sol. Les marais de Minturnes, bourg de Campanie, situé à l'embouchure du Garigliano, jouissent aussi d'une triste célébrité. La fièvre intermittente est endémique sur les bords de la mer Adriatique, à partir du golfe de Lépante, le long des lagunes de Venise, des marais de Mantoue, du golfe de Tarente, du golfe de Terracine et de l'embouchure du Tibre. On la trouve encore le long du golfe de Gênes. Les marais que la décadence de l'agriculture menace de multiplier de jour en jour en Sardaigne dépeupleront peut-être presque entièrement ce pays, où la culture du sol fut quelque temps en honneur. Les productions abondantes d'un sol naturellement fertile semblent n'y croître que pour s'y putrifier et infecter l'atmosphère.

Dans les pays froids, dans le nord de l'Europe, on rencontre une quantité considérable de marais, surtout dans le Danemark et aux environs de la mer Baltique. Dans la Samogitie et la Courlande, quoique les routes soient larges et paraissent bien faites, les chevaux n'y entrent pas moins quelquefois dans la fange jusqu'aux jarrêts. Beaucoup de provinces de la Russie contiennent un grand nombre de marais ; la route, d'environ deux cents lieues, de Saint-Pétersbourg à Moscou, est souvent pontée, c'est-à-dire formée de troncs de pins et de sapins juxtaposés transversalement ; elle est côtoyée des deux côtés par des plaines marécageuses. D'immenses marais forment presque entièrement la Sibérie ; d'autres marais, aussi vastes, couvrent une partie considérable du sol de la Finlande ; beaucoup d'autres encore, mais moins grands, existent dans l'intérieur de cet empire. On peut diviser en trois classes les terres fangeuses de la Russie : Les unes sont basses, simplement humides, susceptibles d'améliorations et seraient aisément desséchées ; d'autres sont couvertes de mousses et de broussailles et entièrement marécageuses. Enfin, il en est d'autres qui ne paraissent point avoir de fond, une sorte de croûte revêt leur surface et souvent elles sont impraticables pour l'homme et le bétail.

Le savant botaniste Gilibert, parlant des dangers que les marais font courir aux voyageurs en Pologne, disait : « Leur surface couverte de végétaux paraît solide, et le pied ne saurait la fouler sans pénétrer à une profondeur souvent très-grande. » La Hongrie centrale est basse et couverte de marécages ; on a pendant longtemps cru le typhus originaire de cette contrée et des provinces qu'arrose le Danube ; mais la véritable origine de cette épizootie serait, d'après quelques pathologistes, dans les vastes steppes de la Russie méridionale, où coulent le Dniester, le Dniéper, le Don, le Volga, qui se jettent dans la mer Noire et dans la mer d'Azow ou Palus-Méotide ; ces cours ou réservoirs d'eau sont bordés par de vastes marécages ou concourent à les constituer ; aussi se fait-il dans ces pays un dégagement actif d'effluves pendant la saison des chaleurs. Enfin, il existe un grand nombre de régions marécageuses généralement situées sur le littoral des mers et qu'il serait trop long d'énumérer.

Les marais nombreux et immenses du nord de l'Europe ont peu d'influence sur la mortalité, car le ciel froid sous lequel ils sont placés, ne voit jamais une chaleur assez forte pour permettre la fermentation et la putréfaction des végétaux et des animaux qui peuvent exister dans ces eaux ; aussi, dans ces pays, l'homme atteint-il auprès d'eux le terme naturel de sa vie, et les fièvres intermittentes n'y sont-elles point endémiques dans leurs environs ; faisons, par anticipation, cette remarque importante. Il n'en est pas de même des pays chauds ; les pays tempérés souffrent beaucoup aussi de ce dangereux voisinage.

Autrefois de vastes marais existaient en Angleterre, dans les provinces de Cambridge, d'Essex, de Huntington et de Lincoln ; mais le perfectionnement de l'agriculture, porté à un haut degré, a fait que la Grande-Bretagne s'est délivrée de la majeure partie de ses eaux stagnantes.

La conquête de la Hollande sur les eaux de la mer n'est-elle pas une des plus belles qu'ait jamais faites le génie de l'homme ? Ce pays ne serait qu'un vaste marais, si de gigantesques travaux, exécutés avec art et entretenus avec soin, ne contenaient les flots indomptés de l'Océan et ne suppléaient au peu de déclivité du sol, en favorisant l'écoulement des eaux qui affluent de la France et de l'Allemagne. Malgré les travaux des courageux habitants de ce pays, des marais existent cependant encore en certain nombre, tant les inondations sont faciles et communes sur ce sol placé au niveau de la mer. Les épidémies causées par les émanations marécageuses ont été, jusqu'ici, assez rares en Hollande, car les habitants de ce pays savent résister à l'influence délétère du climat dans lequel ils vivent. Leurs digues et canaux sont surveillés très-attentivement ; la plus grande propreté règne dans leurs habitations et distingue leurs cités ; ils doivent à l'habitude du travail la faculté qu'ils ont d'user de toutes les commodités de la vie ; enfin, l'usage de boissons fermentées et des vêtements de laine est familier à cette nation industrieuse.

Malgré les progrès très-sensibles de notre agriculture depuis quelques années, un petit nombre de marais seulement ont été détruits, et la France, quoique habitée par une population compacte, compte encore plus de 470,000 hectares de terrains occupés par les marécages dans une vingtaine de ses départements. La Vendée, la Charente-Inférieure, les Bouches-du-Rhône, les Landes, la Gironde, l'Ain, la Loire, la Somme, l'Oise, la Corse, la Marne, l'Indre, le Loiret, l'Aisne, l'Isère, sont ceux qui en sont le plus abondamment pourvus.

Parlons d'abord de quelques-uns des principaux pays marécageux de la France, puis nous nous occuperons ensuite plus spécialement de la plaine du Forez; car c'est là que, pour la première fois, nous avons été péniblement affecté par la vue des maux nombreux qu'engendrent les émanations paludéennes.

Les marais qui existent aux environs de Laon et de Soissons reposent sur un sol inégal et parsemé de légères élévations entre lesquelles l'eau est retenue; plusieurs sont même impraticables aux bestiaux. L'un d'eux, d'une étendue très-considérable, présente dans sa partie centrale un fossé rempli d'eau courante; quelques vaches maigres et étiques paîssent auprès.

Dans le département de l'Indre, il existe une contrée fort malheureuse, dont plus de quatre cents étangs occupent la surface depuis le septième siècle, c'est la Brenne. Elle forme un bassin à fond argileux, où viennent se rassembler les eaux pluviales qui ne peuvent s'infiltrer dans cette terre peu perméable, ni s'écouler, des digues rendant leur écoulement impossible. Retenues ainsi, elles chargent l'atmosphère de brouillards infects et aident à la formation d'orages qui se déchaînent sur ces champs foulés par une population misérable. L'île de Corse possède plusieurs marais; ils ont rendu presque inhabitable le port de Saint-Florent.

Les immenses amas d'eau stagnante de Beauvoir-sur-Mer, ainsi que ceux existant aux environs de Douai et Luçon, sont connus depuis très longtemps par leur lugubre répu-

— 23 —

tation. Le Brouageais et la Camargue sont encore autant de foyers de fièvres intermittentes.

Le département de l'Ain, qui est formé en grande partie par la Bresse, peut être considéré comme le type du pays marécageux. Il n'est pas, à beaucoup près, entièrement insalubre, une partie considérable de sa surface est non-seulement très-fertile, mais encore habitée par une population nombreuse et florissante. L'état prospère d'une partie de son territoire rend plus sensible la misère de celle qu'ont envahie les étangs, les marais et les bruyères. Parmi les étangs qui couvrent ce terrain marécageux, on distingue ceux que l'on nomme Grand-Birieux, les Bravannes, Forêt-Curtilet, les Vavres, les Glarins (celui-ci est immense). On y trouve aussi beaucoup de marais, dans l'acception ordinaire du mot, qui infectent environ 5,000 hectares. Les principaux d'entr'eux sont les prairies de Sainte-Croix, Joyeux, Buelle, les marais de Vial, de Molières, de Versailloux, etc. Les princes de Savoie essayèrent vainement de les dessécher. Le duc Philippe entreprit, en 1486, de faire couler leurs eaux dans la Saône, mais le canal de dégorgement devait traverser les propriétés des comtes de Lyon, qui ne permirent point son passage. Plusieurs rivières de la Bresse, la Veyle entr'autres, forment des marécages dans leurs cours; ils sont communs le long de la Reyssouse. Bourg, chef-lieu du département, jadis ville fortifiée, était assez insalubre, à cause des larges fossés pleins d'eaux stagnantes et fétides, dont ses inutiles fortifications étaient environnées. Ces remparts furent détruits et les fossés convertis en utiles jardins ; depuis lors, cette ville est un séjour sain. Les bourgs et villages qui souffrent le plus du voisinage des eaux stagnantes sont situés au centre de la Bresse. Voici leurs noms : Villars, Marlieux, Saint-Paul-de-Vara, Saint-Trivier, Neuville-les-Dames et Saint-Nizier, fort bien nommé le *Désert*.

Qui ne connaît l'état déplorable de la Sologne ? Ce pays est un bassin de deux cent cinquante lieues carrées d'étendue.

Il occupe une partie considérable des départements du
Loiret, du Loir-et-Cher et du Cher, se compose de l'arrondissement de Romorantin en entier, de la moitié de celui de
Blois, d'une partie considérable de ceux d'Orléans et de
Gien, et s'étend auprès d'Henrichemont. Une grande quantité de petites rivières et de ruisseaux coupent la Sologne ;
son sous-sol argileux ne lui permet guère d'être fertile ;
c'est sur les terres alumineuses que les eaux s'établissent ;
leur stagnation, déjà favorisée par la nature du sol, l'est
aussi par son peu de déclivité.

La plaine du Forez a la forme d'un bassin elliptique, dont
le grand axe, dirigé du Sud-Est au Nord-Ouest, aurait 40
kilomètres, et le petit axe, de Boën à Salt-en-Donzy, 22
kilomètres. Cette plaine est entourée de montagnes et arrosée
par la Loire qui, sortant au-dessus de Saint-Rambert, de
son défilé dans le plateau de Saint-Etienne, la parcourt
avec une pente de 50 mètres pour 40 kilomètres, jusqu'à
son entrée, au-dessous de Balbigny, dans le défilé du plateau
de Neulise. Ce fleuve la divise en deux parties inégales : deux
tiers sur la rive gauche et un tiers sur la rive droite. Un
certain nombre de rivières sillonnent aussi cette plaine : ce
sont, sur la rive gauche : 1° le Bonson, venant de Saint-
Bonnet-le-Château et se jettant dans la Loire à Andrézieux,
en face de l'embouchure du Furens; 2° la Mare, venant de
Saint-Jean-Soleymieux et coulant dans ce fleuve, en face de
Montrond; 3° le Lignon, s'abouchant dans la Loire, entre
Feurs et Cleppé ; et enfin, 4° l'Aix, se jettant aussi dans ce
fleuve, près de Saint-Georges-de-Baroilles. Sur la rive
droite on trouve les rivières suivantes : le Furens, qui alimente Saint-Etienne ; la Coise, l'Anzieu, la Toranche, le
Garollet, la Loise, le Bernand, qui n'ont pas beaucoup d'importance, au point de vue de la topographie médicale.

Nous allons emprunter à M. Grüner, qui a publié une
savante description géologique et minéralogique du département de la Loire, ses idées et son style pour les quelques
lignes qui traitent du sol de la plaine du Forez :

« Terres végétales. — Les terres végétales résultent de l'altération lente des rochers dont se compose le sol et du mélange de ces produits de décomposition chimique et mécanique avec les détritus végétaux et animaux qui s'accumulent graduellement là où les agents de l'atmosphère ne les enlèvent, ni ne les détruisent, au fur et à mesure de leur formation. La nature de ces terres varie, par suite, avec celle des roches qui les supportent directement. Ainsi, les alluvions anciennes et modernes de la Loire, qui se composent d'éléments identiques, dans la plaine du Forez, de telle sorte qu'on ne saurait dire où finissent les uns, où commencent les autres, forment ce qu'on appelle les terres chambonales ou chambons.

« Cette terre végétale, la plus fertile de la plaine du Forez, renferme une grande quantité d'éléments provenant de la décomposition lente des rochers volcaniques, ce qui la rend plus chaude et plus légère que celle dont nous allons parler. Elle est aussi plus perméable à l'eau. Cependant, lorsque l'épaisseur de l'alluvion est faible, l'imperméabilité du sous-sol tertiaire fait sentir son influence, les eaux séjournent et nécessitent le drainage.

« Varennes. — La partie supérieure de l'étage tertiaire supporte la couche végétale dans le reste de la plaine du Forez. Cette couche, qui repose sur des assises imperméables, a une faible épaisseur, qui varie de 10 à 40 centimètres. Elles portent le nom de *varennes*, qui se divisent en varennes fortes et varennes légères.

« Les varennes fortes sont celles où l'élément argileux domine, elles sont froides et d'autant moins fertiles que l'élément calcaire y manque habituellement; baignées d'eau pendant la saison des pluies, elles durcissent et se gercent au moment des chaleurs.

« Les varennes légères sont celles qui occupent les parties hautes de la plaine du Forez où l'étage tertiaire supérieur n'a point été enlevé. Elles sont sableuses. En été, elles se dessèchent rapidement, perdent leur cohérence et deviennent poudreûses, tandis qu'en hiver, le sous-sol argileux empêche l'infiltration des eaux et rend ces terres aussi froides que les varennes fortes.

« Chaninats. — Ici nous devons mentionner une espèce de varenne forte, connue sous le nom de *chaninats*. Elle est argileuse, noire, quelquefois rousse, impénétrable à l'humidité, se desséchant à la moindre chaleur. Ce terrain, très-fertile, est difficile à cultiver. On trouve cette espèce de terrain dans quelques communes des cantons de Saint-Rambert et de Montbrison. »

L'invention de l'établissement des étangs, dans la plaine du Forez, remonte au moyen-âge, à l'époque où les propriétés vastes étaient l'apanage des seigneurs. Le peu de travail nécessaire au sol, lorsqu'il est couvert d'eau, la population ordinairement rare des pays marécageux, population entraînée, à l'époque des croisades, dans les expéditions lointaines qu'affectionnaient les comtes de Forez, ou décimées par les querelles particulières des seigneurs voisins, telles ont été les causes déterminantes de la multiplication de ces foyers d'intoxication.

Le sol de la plaine du Forez était tout à fait propre à la création des étangs. Son sous-sol argileux retient complètement les eaux dans toutes les ondulations de terrain, lorsqu'on établit, vers la partie la plus déclive, un simple barrage imperméable.

Sans parler de la construction des étangs, nous dirons cependant que beaucoup d'entre eux sont créés de main d'homme et ne sont, en général, alimentés que par les eaux de pluie s'écoulant des terrains situés à un niveau plus élevé. Aussi, lorsqu'arrivent les sécheresses de l'été, une grande partie de l'eau qu'ils contiennent disparait, soit par l'évaporation, soit par l'infiltration qui s'opère, quelle que soit l'imperméabilité du sol, et de ce que l'on appelle le béton d'étang, c'est-à-dire le sol qui supporte l'eau et qui se tasse chaque année. Alors, suivant les années et l'infiltration plus ou moins considérable, une partie plus ou moins étendue des bords latéraux ou la queue de l'étang (*on appelle ainsi la partie la plus élevée, faisant face à la chaussée où se trouve la bonde*), mise à sec et sous l'influence de la chaleur solaire et de l'humidité inhérente au sol, les matières végétales et animales qui se trouvent, dans cette partie de l'étang, entrent promptement en décomposition putride et forment un foyer d'infection dont la puissance est moins en rapport avec son étendue qu'avec la facilité qu'il a de se laisser dessécher, à cause de son peu de profondeur; tels sont ceux que l'on désigne sous le nom de *grenouillards*.

De nombreux étangs couvrent la plaine du Forez ; au moment des fortes chaleurs, ils se dessèchent facilement sur une grande partie de leur étendue. En 1818, leur nombre s'élevait à 460, et occupait une superficie de près de 3,000 hectares ; leur étendue moyenne est de 4 à 5 hectares, quelques-uns ont une superficie beaucoup plus considérable. Ainsi, l'étang Lecomte, que l'on a desséché, occupait 120 hectares ; les étangs du Roi, de Lavernay, de Savigneux, d'Ornay, etc., etc., occupent une superficie de 20 à 30 hectares au moins chacun.

Il y a peu de marais dans le Forez; on en voyait cependant auprès de Balbigny, dans les environs de Feurs, du côté de Cleppé, à Chambéon, à Magneux, en remontant la rive gauche de la Loire. Le principal de tous et dont la mémoire lugubre ne s'est pas effacée, était celui de l'Ailliot. C'est un fossé large et profond qui sert de réceptacle aux eaux d'une colline placée à l'ouest. Il suit la direction de la Loire dans une étendue de 7 à 8 kilomètres, formant dans son cours, de Magneux au Lignon, des marécages assez étendus. Ses eaux étaient fangeuses et remplies de végétaux aquatiques. Des brouillards épais dessinaient le trajet de ce marais. D'une hauteur placée au couchant, on voyait leur longue traînée le matin jusqu'à 10 heures, et le soir, dès que le soleil avait quitté l'horizon. C'est principalement auprès de ce marais que la fièvre intermittente était endémique. Le dessèchement en a été commencé depuis très-longtemps, et aujourd'hui, les travaux étant à peu près achevés, les eaux du ruisseau ne s'éloignent que peu de leur petit lit.

Il est à propos de mentionner qu'en 1740, on a tenté la culture du riz à Naconne, commune de Cleppé, laquelle, fort heureusement pour la salubrité, n'a pas réussi.

Maintenant que nous avons parlé des étangs et des marais, disons un mot des mares formées par les eaux croupissantes et existant auprès de certaines habitations rurales. On trouve dans l'intérieur même des habitations, des mares très-infectieuses; nous voulons parler de ces mares qui sont dans l'enceinte murée que l'on est convenu d'appeler une cour, enceinte formée par la maison d'habitation, les écuries et les hangars. Cette cour est placée en contre-bas. Là, on laisse s'accumuler et se mélanger, jusqu'à l'époque des semailles : les fumiers, les détritus de la grange, le purin des écuries, les autres immondices de la ferme et les eaux pluviales. Toutes ces substances en fermentation forment, pendant les temps humides, un bourbier que l'on ne peut traverser, sans se mouiller, qu'à l'aide de grosses pierres ou de planches que les habitants déposent à l'usage des piétons.

Les cours d'eau se rendant à la Loire ou à l'une des rivières principales présentent, à l'époque des chaleurs, le même inconvénient que les étangs. Il se produit, en effet, un atterrissement presque complet. Il reste, dans certains points, vu le peu de déclivité du sol, des flaques d'eau croupie, fournissant des émanations paludéennes.

Nous signalerons aussi comme une source d'émanations dangereuses, le rouissage du chanvre, opération qui se fait dans la Loire, dans les rivières et même dans les étangs, à peu de distance des habitations.

Les routoirs, les rizières, les inondations, le remuement et le défrichement des terres vierges, les alternatives de pluie et de jours chauds, les rosées nocturnes et abondantes, survenant après des journées torrides, l'inculture des terres, les mares, les fossés, les irrigations étendues, mal soignées, certains foyers d'infection que l'incurie laisse s'accumuler dans l'intérieur des villes mêmes, sont encore des sources d'émanations miasmatiques.

Tous ces foyers contiennent de l'eau une partie de l'année, émettent dans l'atmosphère des substances malfaisantes et exercent des effets nuisibles toujours en rapport avec la quantité et la nature des matières que l'eau renferme.

Nous devrions, pour compléter cette partie, parler des effets des marais, mais nous les étudierons en nous occupant des effluves, puisque c'est à ces agents que les marais doivent leur funeste influence dans la production des maladies de l'homme et des animaux.

DES EFFLUVES

Il est très difficile, pour ne pas dire impossible, d'apprécier directement la production des effluves, mais on peut supposer la promptitude avec laquelle ils sont produits et disséminés, par les effets qu'ils exercent. Pour étudier convenablement l'origine des effluves et leur dégagement, il faut considérer successivement les matières premières qui doivent leur donner naissance et les diverses influences qui concourent à leur formation.

Ces eaux fangeuses, dont les émanations exercent une influence si fâcheuse sur la santé des hommes et des animaux, sont le réceptacle d'une multitude infinie d'êtres animés. L'imagination brillante des Grecs en a fait le domaine du vieux Protée. C'est là, dans cette fange féconde, que se multiplient des myriades d'espèces d'insectes. Cette eau limoneuse leur offre avec profusion une masse énorme et toujours renaissante de matériaux organisés dont la décomposition est perpétuelle ; elle est la matière nourricière d'une foule de créatures, tandis que ses exhalaisons frappent l'homme et les quadrupèdes vivant dans ses environs d'une mort anticipée. Des poissons de vase, aux chairs généralement ramollies par l'influence des eaux dans lesquelles ils vivent, sont les êtres principaux existant dans ces demeures aquatiques. Beaucoup d'oiseaux vivent dans les eaux stagnantes; ceux-ci les habitent, ceux-là ne font qu'y passer; plusieurs se nourrissent de poissons, tels sont le héron, le cormoran, le butor, le martin-pêcheur, etc.; c'est comme voyageurs que la grue, la cigogne paraissent dans les marais. Les lézards aquatiques, les couleuvres, et, parfois même, les vipères tracent de larges sillons sur cette terre boueuse. Les marais servent d'asile à beaucoup d'espèces de batraciens :

Là l'immonde crapaud dans un coin s'assoupit (1).

Ceux de ces animaux qu'on y rencontre ordinairement sont : le crapaud vert, l'accoucheur, le sonnant; les grenouilles y sont communes, surtout la verte, la rousse, la mugissante, et mille autres reptiles, à larges pattes aussi, en pétrissent la fange :

Et veterem in limo ranæ cecinere querelam (2).

Des crustacés, des mollusques, des millions d'infusoires, appartenant à l'espèce nommée *monas pulvisculas*, enflés par la chaleur humide, en soulèvent la fange, et tout ce peuple impur, rampant sur le limon ou bourdonnant dans l'air qu'il obscurcit encore, toute cette vermine dont fourmille la terre, attire de nombreuses cohortes d'oiseaux ravisseurs dont les cris confus, multipliés et mêlés aux coassements des reptiles, en troublant le silence de ces lieux déserts, semblent ajouter la crainte à l'horreur pour en écarter

(1) Delille, traduction des *Georgiques.*
(2) Virgile : *Georgiques.*

l'homme et en interdire l'entrée aux autres êtres sensibles.
— La végétation est très-active dans les lieux marécageux,
surtout dans les régions dont la température est élevée;
mais les plantes qui les recouvrent sont essentiellement
aqueuses, de fort mauvaise qualité, et souvent même véné-
neuses. Les plantes marécageuses sont très-nombreuses ;
nous citerons seulement les diverses renoncules, et parmi
celles-ci, le renunculus-sceleratus, les anémones, les carex,
les alismacées, les algues, les roseaux et quelques autres
graminées aquatiques, les cypéracées, les joncées, les typha-
cées, les iridées, les salsolacées, quelques polygonées, des
plumbaginées, des scrophulariacées, des ombellifères, quelques rosacées, des nimphéacées, etc., etc., qui, quand elles ne
produisent pas une inflammation du tube intestinal, après
leur ingestion, ne nourrissent toutefois que bien incomplètement les animaux qui les mangent.

Ces animaux, ces plantes, naissent, demeurent continuellement dans ces eaux stagnantes, et, dès que leurs débris se
trouvent dans les conditions nécessaires pour subir la fermentation, commence le dégagement plus ou moins actif
des émanations marécageuses, toujours en rapport avec les
influences que nous allons faire connaître. Les déjections
de ces animaux, les parties qui se détachent de leur corps,
celles qui se séparent des végétaux, et en dernier lieu, les
cadavres des uns et des autres qui gagnent nécessairement
le fond des eaux dès qu'ils ont cessé de vivre, telles sont
autant de matières fermentescibles devenant la source des
miasmes paludéens.

Pour qu'il y ait dégagement d'effluves, il est nécessaire
qu'il y ait décomposition des matières organiques végéto-
animales, c'est-à-dire que ces débris subissent la fermentation putride. Trois circonstances sont indispensables pour
la production du miasme paludéen :

1° Un sol submergé pendant plus ou moins longtemps,
produisant une végétation active et abondante, renfermant

une quantité considérable d'insectes et d'animaux aquatiques ;
2° la chaleur venant activer par l'évaporation l'assec de la
totalité ou d'une notable portion des terrains inondés et fa-
voriser la décomposition putride des détritus végétaux et
animaux, et enfin 3° le contact de l'air, nécessaire à toute
fermentation. L'air, la chaleur et l'humidité sont donc les
trois conditions indispensables pour la production des effluves,
mais elles doivent agir simultanément ; et la chaleur doit
arriver à un degré d'intensité suffisant pour que les matières concentrées par l'évaporation de l'eau se putréfient. Cette
putréfaction deviendra d'autant plus active que la nappe
d'eau sera plus mince et que la vase qu'elle recouvre sera
plus fortement échauffée par le soleil.

Les agents atmosphériques, surtout ceux que nous venons d'énumérer, ont une grande influence sur la production des miasmes paludéens. Dans les contrées chaudes, où
nous voyons ces trois conditions réunies : *chaleur, humidité,
contact de l'air*, le dégagement se fait avec beaucoup plus
d'activité ; aussi est-ce dans les pays les plus chauds que
naissent ces fléaux destructeurs, tels que la peste, la fièvre
jaune, les affections carbunculaires, le choléra-morbus, résultat de miasmes particuliers. Dans les pays froids, au contraire, les marais doivent leur innocuité à la trop basse température de ces régions ; aussi les maladies paludéennes y
sont-elles presque inconnues, tandis qu'elles font d'affreux ravages sur les bords du Gange, au Mexique, à la Guyane, etc.
Dans les pays tempérés, leur action se fait sentir une partie
de l'année, d'une manière plus ou moins marquée, mais elle
augmente beaucoup avec les chaleurs.

Dans la plaine du Forez, le miasme paludéen, pour se
développer avec toute son intensité morbifère, exige les trois
mêmes causes que nous venons de signaler.

Il résulte des travaux de M. Boudin, que la limite boréale
des fièvres intermittentes est en quelque sorte marquée par
la ligne isotherme, déterminée par une température annuelle

de 5° centigrades, avec une moyenne de + 10° en été, ligne qui s'abaisse, dans l'Asie centrale et dans l'Amérique du Nord, au-dessus du 50° degré de latitude boréale ; tandis qu'entre ces deux continents et dans l'océan Atlantique, elle remonte jusque vers le 67° de la même latitude (1).

Il serait à désirer que l'on sût si telle est aussi la limite des fièvres charbonneuses des animaux, qui ont tant d'analogie avec les fièvres intermittentes de l'homme, cette simple observation nous montre combien est grande l'influence de la chaleur ; il suffit quelquefois pour rendre un marais insalubre, de couper les arbres qui l'ombragent et le préservent des rayons solaires.

Le contact de l'air est nécessaire à toute fermentation, parce qu'il contient le vibrion ou germe. Des observations nombreuses viennent appuyer cette assertion ; des matières organiques, placées dans des terres fortes, se sont conservées tant qu'elles se sont trouvées à l'abri du contact de l'air ; mais ces matières sont-elles à peine ramenées à la surface par un moyen quelconque, la fermentation survient et le dégagement de miasmes et de gaz insalubres se produit aussitôt. On comprend facilement comment à la suite des labours, on a vu d'anciens marais à fond argileux devenir des foyers d'émanations paludéennes. Le défrichement des forêts vierges, les fouilles, les déblais sont des sources miasmatiques qui s'expliquent facilement par le fait que nous venons de mentionner.

Une légère humidité suffit souvent pour déterminer la production des miasmes ; des terrains non submergés, qui renferment des matières organiques, peuvent émettre des émanations, lorsqu'ils sont soumis à des alternatives de pluie et de chaleur. Quoique ce soit principalement après la saison des pluies que se fait le dégagement des effluves, cette production peut se manifester dans des contrées où le phéno-

(1) Lafosse, T. 1ᵉʳ p. 51.

mène pluie est inconnu ; nous en voyons un exemple sur la côte péruvienne, comprise entre la chaîne des Andes et la mer du Sud. Pendant six mois de l'année, il règne un brouillard si épais la nuit, qu'on n'y aperçoit jamais les étoiles ; le jour, quand il arrive que les contours du soleil sont reconnaissables, son disque paraît dépourvu de rayons, comme si on le regardait à travers un verre noir. C'est à cette époque qu'à Lima, l'hygromètre indique toujours saturation complète ; la brume ne se dessine guère que vers neuf ou dix heures du matin, pour retomber vers quatre heures en pluie très-fine et pour obscurcir le ciel toute la nuit. Les météores aqueux vésiculaires, lorsqu'ils sont arrivés à ce point, agissent puissamment, à la fois, comme producteurs et propagateurs des miasmes en fournissant aux foyers palustres, l'humidité qui leur est nécessaire pour entrer en fabrication.

Maintenant que nous venons de considérer les agents essentiellement producteurs d'effluves, nous allons faire connaître un nouvel agent d'une nature ignorée, mais qui a une action importante dans la production effluvienne ; nous voulons parler de l'Ozone (de ἔζω, je sens.) Ce gaz fut découvert en 1840 par M. Schœnbein qui constata que l'oxygène dégagé dans la décomposition de l'eau par la pile possède une odeur particulière et un pouvoir oxydant plus énergique que l'oxygène ordinaire. D'après les recherches du savant professeur Dr Schœnbein, sur l'ozone, il arriverait même que certains météores porteraient, en diverses proportions, le mal et le remède ; c'est ainsi que les orages fournissent aux foyers palustres l'humidité nécessaire pour les faire entrer en action, mais qu'en même temps l'électricité qu'ils développent donne naissance à une grande quantité d'ozone qui neutralise les miasmes végéto-animaux. Malheureusement l'effet de l'électricité est presque instantané, tandis que les élaborations palustres se continuent tant que l'humidité n'est pas épuisée. D'après ce qui précède, les orages sans

eau des étés africains, seraient probablement plus purifica-
teurs que provocateurs de miasmes. Les pluies douces et
tranquilles, sans orages, produisent au contraire peu d'ozo-
nification de l'oxygène atmosphérique. — L'ozone semble
appelé à remplir un rôle étiologique important.

M. Clémens rend à volonté l'eau miasmatique, soit en y
jetant des cadavres d'animaux, soit en y suspendant, par
exemple, un épi d'avoine charbonneuse; les résultats de cette
miasmification artificielle sont prompts et constants, les voici :
1° les animaux (grenouilles, hydres, tritons), habitant l'eau
miasmifiée, dépérissent la nuit ou à l'obscurité ; il n'y a pas
dégagement d'oxygène, il se forme une multitude de moisissures, de champignons et d'infusoires ; 2° dans l'eau fortement miasmifiée, les animaux dépérissent en peu d'heures,
soit le jour, soit la nuit ; 3° ces propriétés délétères ne sont
pas dues immédiatement à la présence de cadavres, mais
aux moisissures et infusoires qui se développent consécutive-
ment à l'immersion de ces cadavres ; 4° l'eau miasmifiée, fil-
trée au charbon perd son odeur putrescente caractéristique,
ainsi que ses animalcules et ses moisissures; 5° l'ozonomètre
placé sur un vase d'eau miasmifiée marque toujours 0°, tandis qu'il décèle la présence de l'ozone, quand il est mis sur un
vase d'eau saine. D'après les conclusions que nous pouvons
tirer de ces expériences, la nocuité des marais résiderait
dans un changement qualificatif et non quantitatif de l'oxygène. D'après les lignes précédentes, que j'ai empruntées à
M. Viaud, l'oxygène des marais putrescents ne s'ozonifierait
jamais, et non seulement les matériaux putrescents empêchent la formation de l'ozone de cet oxygène plus vital, de
cet oxygène plus parfait, de ce principe nécessaire à toute
activité organique, mais il *détruirait l'ozone des couches
d'air en contact avec les marais*, et infecterait ainsi tous les
environs.

On peut voir, par ces expériences, que la science a cependant fait un grand pas pour ce qui concerne le mode de

production des effluves et leur nature ; ces divers travaux resteront acquis à la science en attendant que le temps les complète ou les rectifie.

Si des conditions sont nécessaires à la production des effluves, il peut arriver, dans certains cas, qu'il y en ait qui s'y opposent et nous les trouverons encore dans la chaleur sèche et continue ; les matières végéto-animales se momifient, pour ainsi dire, et ne sont travaillées par aucun mouvement putrescible. La température propre à faciliter la production des effluves doit être de 15 à 25, 30° ; au delà, la fermentation et le dégagement paludéens n'ont plus lieu ; c'est ainsi qu'ont été conservées les momies qui peuplent nos musées.

Les pluies prolongées qui recouvrent les surfaces palustres d'une couche d'eau ayant une certaine épaisseur, s'opposent également aux élaborations marécageuses, en soustrayant le fond vaseux aux influences météorologiques. Une couche d'eau profonde, recouvrant en permanence un fond boueux, empêche l'insalubrité de ce foyer. C'est évidemment ce qui rend compte du peu de nocuité fébrile du port de Marseille ; c'est aussi ce qui nous explique l'innocuité des réservoirs profondément creusés et toujours remplis d'eau.

Le froid, la gelée, ne permettent point la production du miasme ; ils arrêtent la fermentation putride et s'opposent à l'extension des effluves si elles existaient auparavant. En effet, en Russie, on ne souffre nullement des marais qui entourent certaines villes, parce que la température trop basse ne permet pas la fabrication des effluves ; de même aussi, dans les pays tempérés, on voyage et on habite même impunément, en hiver, auprès des étangs.

DÉFINITION ET NATURE DES EFFLUVES

On désigne sous le nom d'effluves des émanations provenant des matières organiques renfermées dans la vase des marais et qui entrent en fermentation, dès que la chaleur s'élève suffisamment pour opérer le retrait et l'évaporation des eaux dans le sein desquelles elles sont contenues. Les mots *Effluves et Miasmes* sont employés à peu près comme synonymes. Quelques auteurs ont voulu nommer *Effluves* les émanations provenant des végétaux, et *Miasmes* celles dégagées par les animaux ; mais comme nous savons, qu'il s'accumule au milieu de la vase des étangs des débris organiques, nous ne tiendrons pas compte des différentes significations accordées à ces deux mots ; pour nous, nous les regarderons comme à peu près synonymes, et nous appellerons *Miasme animal* celui qui est produit par les surfaces cutanée et pulmonaire des animaux sains ou malades cantonnés dans un même local. Les effluves sont encore nommées *miasmes marécageux, miasmes paludéens, exhalaisons marécageuses.*

Venant de donner la définition des effluves, nous allons aborder *leur nature,* question difficile et complexe que nous traiterons de notre mieux. Nous croyons utile de rappeler les diverses hypothèses, les diverses théories émises sur la nature des effluves ; nous rappellerons d'abord les plus anciennes et nous émettrons enfin les plus modernes.

Varron vit dans les émanations marécageuses des myriades d'insectes très-petits, invisibles, qui, introduits dans les poumons par la respiration, engendrent une multitude de maladies redoutables. Cette hypothèse a fait une grande fortune ; elle a été chez les anciens l'opinion de Collumelle, de Palladius, et dans des temps plus récents, celle d'Anathase Kircher et de l'illustre Linnée. Montfalcon, en parlant de cette théorie, à laquelle il ne croyait point du tout, a dit : « L'autorité du savant vétérinaire Grognier ne la « réhabilitera pas. » Ceci nous prouve que Grognier avait fermement épousé cette opinion et qu'il militait même en sa faveur (1).

_____

(1) Archives de statistique du département du Rhône.

Lorsque, plus tard, nous essayerons d'appliquer les nouvelles théories de M. Pasteur sur les fermentations à la nature des effluves, on verra que Varron, dans son hypothèse, avait touché près de la vérité.

Dirons-nous que les maladies pestilentielles et épidémiques ont été expliquées pendant le moyen-âge par la conjoncture de certains astres? Théorie digne d'une époque de barbarie, durant laquelle les sciences médicales furent composées d'alchimie, de magie et d'opinions absurdes sur l'influence des planètes et des agents infernaux. Cette erreur a été si profondément enracinée dans l'ignorance du peuple, que vous entendrez facilement des gens dire, en parlant de plusieurs individus atteints de la même maladie, de bronchite, par exemple: *c'est une planète qui passe.*

Frédéric Hoffmann prétendait que les émanations marécageuses augmentaient la densité de l'air, détruisaient son élasticité et le rendaient impropre à l'hématose; suivant lui, le ralentissement remarquable de la circulation, des sécrétions et des excrétions était la conséquence de ces qualités de l'air. Il n'est plus besoin de réfuter cette théorie.

Alexandre Volta se promenait auprès du lac Majeur; il agita par hasard avec son bâton la surface de l'eau, et observa aussitôt un dégagement de bulles formées par un gaz dont il se rendit maître en l'emprisonnant dans une carafe renversée. Ce gaz s'enflammait et brûlait avec lenteur en produisant une flamme qui avait une belle couleur bleue. Une autre fois, notre observateur enfonça sa canne avec violence dans un lieu couvert de plantes putréfiées, la retira soudain, et approcha du trou une bougie enflammée, aussitôt une flamme bleue jaillit, l'une de ses extrémités s'élevait dans l'air, l'autre plongeait dans le fond de l'ouverture nouvellement formée. Volta venait de découvrir le proto-carbure d'hydrogène, qui fut considéré un instant, *et par quelques personnes seulement*, comme un agent jouant un grand rôle dans les maladies *paludéennes*. Mais plus tard, Thénard et Dupuytren se sont assurés que le gaz hydrogène carburé qui se dégage des marais, laissait dans l'eau à travers laquelle on le faisait passer, une matière particulière très-putrescible; ce qui n'a pas lieu quand on fait passer dans l'eau le gaz hydrogène carburé dégagé par les procédés artificiels; on a cru alors que cette matière, très-putrescible, était le principe actif des émanations palu-déennes.

Rigaud de l'Isle, aidé de Vauquelin, essaya d'analyser les émanations marécageuses; il fit ses expériences en 1810 et 1811 dans les Etats du Pape; mais ces expériences, quoique les mieux faites jusqu'alors, restèrent encore incomplètes. Julia a ensuite fait, en 1819, de nombreuses analyses de l'air des marais; son ouvrage, qui est fort remarquable, a été couronné par l'Académie de Lyon. Jusqu'à cette époque les travaux des chimistes méritent beaucoup d'attention et d'é-loges, mais ils n'ont pu nous fournir des données certaines sur les émanations marécageuses; ces auteurs ont inutile-ment tâché de découvrir la nature du miasme paludéen, et ont tous donné des explications différentes fixées sur des ba-ses entièrement hypothétiques. En résumé, ils ont remarqué que la rosée recueillie sur les bords des marais exhalait, en se putréfiant, une odeur sulfureuse ou cadavérique et présen-tait une réaction alcaline, probablement ammoniacale. Plus tard, Boussingault, en poursuivant ses études, a constaté: par l'acide sulfurique, la présence de matières organiques; par la combustion du miasme, l'existence d'une forte pro-portion d'hydrogène converti en eau.

Le miasme se dégage des matières organiques en voie de décomposition qui le produisent sous forme de gaz. On voit facilement, pendant la saison chaude, ces gaz s'élever du fond de l'eau, et former des bulles qui viennent se crever à la surface. C'est, du reste, le moyen que l'on emploie pour recueillir dans des cloches renversées les fluides qui se pro-duisent, comme le fit, le premier, Volta, ainsi que nous l'avons dit plus haut. Le gaz, que l'on se procure de cette manière, est en grande partie formé d'hydrogène carboné, c'est même le procédé *naturel* que l'on emploie en chimie pour la préparation du protocarbure d'hydrogène. A ce gaz, se trouvent associés, en proportions très-variables, de l'azote, de l'oxyde de carbone, de l'acide carbonique, quelquefois même de l'hydrogène sulfuré, du gaz ammoniac et de la vapeur d'eau contenant une matière azotée très-putrescible, comme le dit M. Magne dans son *Traité d'hygiène vétérinaire*. L'action funeste de l'effluve sur l'économie animale ne doit cependant pas leur être attribuée, car les effets produits diffèrent essentiellement de ceux que l'on engendrerait en faisant respirer à des animaux un mélange d'air et des gaz que nous venons d'indiquer, préparés par les moyens que l'on emploie dans les laboratoires. C'est qu'en effet, les propriétés fâcheuses de l'effluve sont dues à la présence, dans la vapeur d'eau et au milieu des gaz que nous venons d'énumérer, d'une matière organique azotée très-putrescible et sur la nature de laquelle on n'est point encore fixé.

La matière organique reconnue dans l'air des marais a été regardée comme le principe, l'élément constituant le miasme paludéen ; mais MM. Pallas, Lambron et surtout M. Burdel (de Vierzon), nient l'existence du miasme organique et veulent lui substituer une influence tellurique, une action analogue à celle de l'électricité due à la réaction des substances diverses contenues dans le sol des pays marécageux. Un praticien du département de l'Indre, M. le docteur L. Gigot (de Levroux), fait passer, en l'appelant au moyen d'un aspirateur, l'air des marais dans un tube en U contenant dans sa partie recourbée de l'acide sulfurique pur, dans lequel cet air dépose les détritus organiques qu'il contient. L'acide incolore et limpide au commencement de l'expérience, ne tarde pas à brunir, et sous l'objectif du microscope, il laisse voir des débris divers de plantes, d'insectes, d'infusoires que l'auteur a fait dessiner et dont quelques-uns offrent des dimensions assez considérables.

Depuis quelques années, M. Pouchet, l'habile hétérogéniste et professeur de Rouen, M. Pasteur et plusieurs autres micrographes ont fait faire à la science un grand pas sur la question des *êtres organisés* ; aussi essayerons-nous d'aborder la nature du miasme paludéen en nous appuyant sur les principes posés par ces hommes, dont les noms font autorité dans le monde scientifique. Nous allons d'abord donner des considérations générales sur les fermentations, puis nous aborderons ensuite la fermentation paludéenne.

CONSIDÉRATIONS GÉNÉRALES SUR LES FERMENTATIONS

Avant d'assimiler les émanations effluviennes à des fermentations particulières produites par des germes spéciaux se développant dans des conditions qui leur sont propres, nous croyons utile de rappeler ce que l'on entend sous le nom général de fermentation ; nous tâcherons d'indiquer les phénomènes intimes qui ont lieu lorsque ces germes se développent au contact de matières susceptibles de fermenter.

On a donné le nom de fermentation à une série de phénomènes, d'une nature spéciale, observés sur des matières organiques qui ont subi l'influence de petits êtres organisés ; ces phénomènes se traduisent à nous par la décomposition de ces matières en un certain nombre de principes définis qui sont fort distincts les uns des autres, suivant le genre de fermentation.

La plupart des fermentations ont été spécifiées par le nom des produits principaux qu'elles permettent d'obtenir ; de là, les noms de fermentation alcoolique, ammoniacale, acétique, etc., donnés aux modes de décomposition propres au sucre, à l'urine et à l'alcool.

Si, pour type de matière fermentescible, nous prenions du glucose, que nous le suivions dans toutes ses phases de transformation, sans nous occuper, pour le moment, de l'origine ni de la nature du ferment qui lui est propre, nous aurions, il nous semble, frayé le chemin qui, dans la production des effluves, doit nous conduire à la constatation des phénomènes presque analogues à ceux subis par cette matière sucrée.

En effet, si nous introduisons dans un flacon du glucose, avec une petite quantité de levûre de bière, nous observons bientôt un abondant dégagement d'acide carbonique, gaz que l'on peut recueillir dans une éprouvette fermée par un bouchon que traverse un tube abducteur. Lorsque le dégagement a cessé, le sucre a disparu ; il reste dans le liquide, de l'alcool, et comme l'a démontré M. Pasteur, de petites quantités d'acide succinique, de glycérine, de la cellulose et des matières grasses. La proportion de ces diverses matières est à peu près constante, quelle que soit la quantité du glucose employé, et l'on peut facilement démontrer que, dans leur production, la levûre de bière ne cède pas de sa substance. En effet, si l'on ajoute à l'eau sucrée un peu de matières albuminoïdes et quelques globules de levûre, la fermentation se produit et l'on obtient un poids d'acide succinique et de glycérine bien supérieur à celui de la levûre ou de la matière albuminoïde employée.

Si, prenant la même matière sucrée que dans les conditions précédentes, nous déposons à sa surface le ferment lactique au lieu du ferment alcoolique, nous obtiendrons, comme produit principal, de l'acide lactique et non de l'alcool.

Prenons ensuite le ferment butyrique, plaçons-le dans les mêmes conditions que les ferments précédents, nous aurons alors une fermentation se traduisant par la production d'acide butyrique. Ajoutons que cette dernière fermentation pourra s'obtenir en agissant directement sur le produit de la fermentation lactique.

Il est important de savoir que, dans aucun des cas mentionnés ci-dessus, nous n'avons vu le ferment céder de sa propre substance à la matière sucrée ; au contraire, c'est celle-ci qui sert à son entretien et, de plus, à sa multiplication.

Si l'on mélange la levûre de bière à la levûre lactique, chacun de ces ferments agira comme s'il était seul, et à la fin de l'opération on obtiendra de l'acide lactique ainsi que de l'alcool. Comme on vient de le voir, plusieurs ferments peuvent, en l'absence de l'air, agir isolément ou simultanément dans une même substance fermentescible. Mais il n'en n'est pas toujours ainsi, car si l'on met, par exemple, le ferment acétique en présence d'une urine à l'abri du contact de l'air, on obtiendra rien. Pourtant, de récentes expériences ont prouvé que la levûre de bière pouvait, une fois mise en présence de l'urine, déterminer une fermentation spéciale bien différente, il est vrai, de celle produite dans les circonstances ordinaires.

Se présente ensuite la question de savoir comment notre matière sucrée va se comporter au contact de l'atmosphère. Ici, on aura bien production d'alcool, mais ce liquide nouvellement formé, subira la fermentation acétique à cause de l'adjonction d'un nouveau ferment, le micoderma acéti, qui, dès que l'alcool aura disparu, transformera l'acide acétique en eau et en acide carbonique. Les êtres microscopiques, producteurs de la fermentation putride, apparaîtront ensuite. Ajoutons, pour plus de clarté, qu'une seule fermentation se développe, en général, dans un liquide exposé à l'air, quoique l'atmosphère contienne une grande quantité de germes différents ; cela tient à ce que les ferments ont besoin, pour se développer, non-seulement d'une température convenable, mais encore d'éléments appropriés.

Ainsi, le jus de raisin abandonné à l'air, entre en fermentation et l'être qui s'y développe, à basse température, est uniquement le ferment alcoolique du raisin. La levûre de bière ne s'y développerait pas, comme l'a constaté M. Pasteur. Dans de l'eau sucrée , mêlée d'un sel ammoniacal, de carbonate et de phosphate de chaux, ce sera, au contraire, le ferment lactique qui s'y développera, parce que ce milieu lui convient mieux qu'à tout autre ; dernière manière, d'envisager la fermentation au contact de l'air, qui nous amène, comme on le voit, à constater que celle-ci peut s'effectuer en dehors des substances albuminoïdes que nous avons jusqu'ici supposées accompagner la matière sucrée. Dans ce cas, l'ammoniaque disparaît ou plutôt sert à la production de matières organiques azotées et les globules prennent au sucre le carbone qui leur est nécessaire.

Une question, que nous devons nous poser maintenant, est celle de savoir si tous les ferments peuvent vivre sans l'intervention de l'air.

Le groupe des vibrions agissant, soit dans la fermentation butyrique, soit dans la fermentation putride proprement dite, meurt dès qu'il est au contact de l'air ; il en est de même d'un grand nombre d'autres ferments ; mais la levûre peut, comme nous l'avons vu, se développer sous son influence et il découle des expériences de M. Pasteur que, lorsque la levûre fermente en l'absence de l'air, c'est au sucre qu'elle prend l'oxygène qui lui est nécessaire. Quand, au contraire, la levûre fermente en présence de ce fluide, ce n'est plus au sucre, mais à l'air ambiant qu'elle emprunte son oxygène. Les ferments ont donc un mode de vie tout-à-fait comparable à celui des plantes inférieures, des mucédinées, par exemple ; ils se rapprochent en outre de ces organismes en se multipliant avec une activité remarquable.

Avant de pénétrer plus loin dans l'étude des fermentations, nous croyons qu'il est nécessaire de faire connaître ces organismes microscopiques qui, suivant leur nature, ont été appelés microphytes ou microzoaires, et portent en commun le nom de *ferment*.

D'une manière générale, un ferment, quelle que soit son origine, est une substance azotée. associée à de la cellulose

et à des sels minéraux dans lesquels on trouve principalement des phosphates alcalins et terreux.

Les dénominations de microphytes et de microzoaires
adoptées pour différencier ces êtres microscopiques, qui, de
nature végétale dans le premier cas, se trouvent de constitution animale dans le second, peuvent, dans bien des circonstances, ne point trouver leur véritable application dans les
différentes fermentations auxquelles ces êtres peuvent donner naissance. On ne pourra pas toujours reconnaître, si
c'est une plante ou un animal qui aura occasionné tel ou
tel genre de fermentation que l'on observera, et pour ne
citer qu'un exemple, nous signalerons le groupe des vibrions,
que, dans son explication de la fermentation putride, M.
Pasteur nous représente comme des microzoaires spéciaux,
rangés dans les infusoires véritables, et qui, selon la plupart des micrographes modernes, ont été reconnus pour des
plantes classées parmi les algues. Quoiqu'il en soit de ces
êtres microscopiques, il est certain que tous les corps de nature essentiellement chimique, avec lesquels on met en présence les substances fermentescibles, se comportent avec
elles dans un cas comme dans l'autre.

Parmi ces substances, nous pouvons signaler en premier
lieu les acides, les bases et les sels. D'une manière générale, les acides minéraux retardent la fermentation ; les
acides azotique et chlorhydrique la retardent et l'empêchent
même complétement ; avec l'acide sulfurique, elle est à
peine ou beaucoup retardée, suivant le degré de concen-
tration, tandis qu'avec l'acide phosphorique elle se fait lentement. Parmi les acides organiques, les acides tartrique, citri-
que, malique, succinique, tannique, gallique n'ont sur elle à
peu près aucune influence. L'acide lactique a une action quelque peu plus prononcée. Pour ce qui concerne l'acide acétique, son action est très-nette. Nous devons signaler en
outre les acides formique, butyrique, valérianique et ben-
zoïque qui ralentissent la fermentation, tandis que les acides

phénique et oxalique s'y opposent complétement. L'action des bases est d'arrêter complétement les fermentations. L'action des sels est fort variée et dépend en partie des états neutre, acide ou basique, sous lesquels ils peuvent se présenter.

Quelques substances chimiques neutres, autres que les sels, peuvent ou non permettre la fermentation : ainsi le phosphore et le soufre n'ont pas d'action sur elle, l'iode et surtout le chlore la retardent.

Occupons-nous maintenant de l'origine des ferments.

A ce sujet, en 1859, M. Pasteur s'exprimait ainsi qu'il suit, dans les *comptes-rendus de l'Académie des sciences* :

« Mes premiers soins, dit ce savant, furent de rechercher une méthode qui permît de recueillir, en toute saison, les particules solides qui flottent dans l'atmosphère et de les étudier au microscope. Il fallait s'attacher d'abord, s'il était possible, à lever les objections que les partisans de la génération spontanée opposent à l'ancienne hypothèse de la dissémination aérienne des germes. Lorsque les matières organiques des infusions ont été chauffées, elles se peuplent d'infusoires ou de moisissures. Les productions organisées ne sont, en général, ni assez nombreuses, ni aussi variées, que si on n'avait pas préalablement porté les liqueurs à l'ébullition, mais il s'en forme toujours. Or, leurs germes dans l'ébullition ne peuvent venir que de l'air, parce que l'ébullition détruit ceux que les vases ou les matières de l'infusion ont apportées dans la liqueur. Les premières questions expérimentales à résoudre sont donc celles-ci : Y a-t-il des germes dans l'air ? Y en a-t-il en assez grand nombre pour expliquer l'apparition des productions organisées qui ont été chauffées préalablement ? Peut-on se faire une idée approchée du rapport à établir entre un volume déterminé d'air ordinaire et le nombre des germes que ce volume d'air peut renfermer ?

Et d'abord, existe-t-il des germes dans l'air ? Personne ne le nie, parce que l'on comprend qu'il ne peut pas en être autrement. L'un des partisans les plus déclarés de la génération spontanée, M. Pouchet, s'exprime de la manière suivante :

Parmi les corpuscules de poussière qui appartiennent au règne végétal, il y a des spores de cryptogames, mais en fort petit nombre.

Enfin, j'ai constamment rencontré une certaine quantité de fécule de blé mêlée à la poussière, soit récente, soit ancienne.... Il est évident que c'est une fécule parfaitement caractérisée physiquement et chimiquement, ou que ce sont des grains de silice que l'on a pris pour des œufs de microzoaires. Il y a donc dans la poussière de l'air, des œufs d'infusoires et des spores de moisissures ; les partisans de la doctrine de l'hétérogénie l'affirment, mais ils ajoutent, qu'il n'y en a qu'exceptionnellement, en nombre excessivement restreint, et ceux qui, disent-ils, ont cru en voir davantage, se sont trompés. Ils ignoraient un fait récent, à savoir qu'il y a des grains de fécule de diverses tailles dans la poussière. Telle est l'observation de M. Pouchet. Je n'ai pas fait assez d'observations sur la poussière ordinaire déposée à la surface des objets, pour que je puisse infirmer cette manière de voir au sujet de la poussière au repos. Je puis même dire, qu'à l'époque où je fis mes premières expériences, diverses personnes très-autorisées étaient désireuses de constater par elles-mêmes l'exactitude de mes résultats, parce que, me disaient-elles, ayant eu assez fréquemment l'occasion d'étudier des poussières, elles n'y avaient pas vu des spores. Mais ici se présente une remarque : La poussière que l'on trouve à la surface de tous les corps est soumise constamment à des courants d'air qui doivent soulever ses particules les plus légères, au nombre desquelles se trouvent sans doute, de préférence, les corpuscules organisés, œufs ou spores, moins

lourds généralement que les particules minérales. En outre,
en ce qui concerne la poussière ordinaire, au repos, il n'est
pas possible d'avoir une indication sur le rapport approché
qui peut exister entre un volume donné de cette poussière et
le volume d'air qui l'a fournie. Ce n'est donc pas la poussière
en repos qu'il faut observer, mais bien celle qui est en suspension dans l'air. Voyons si cela est réalisable et s'il est
vrai que cette poussière flottante ne renferme qu'exceptionnellement des germes d'organismes inférieurs, ainsi que cela
arrive, d'après M. Pouchet, pour la poussière au repos. Le
procédé que j'ai suivi pour recueillir la poussière en suspension et l'examiner au microscope est d'une simplicité plus
grande, il consiste à filtrer un volume d'air déterminé, sur
du coton-poudre que l'on traite par un dissolvant composé
d'un mélange d'alcool et d'éther. Après un repos suffisamment prolongé, toutes les particules solides tombent au fond
de la liqueur; on les soumet à quelques lavages, puis on les
dépose sur le porte-objet du microscope où leur étude devient facile.

Les liquides facilement altérables à l'air, ou ceux qui paraissent fermenter spontanément, ne s'altèrent plus dès
qu'on les met en contact avec de l'air qui a traversé un tube
rougi où les corpuscules organisés ont été nécessairement
détruits. Mais si l'on introduit dans un ballon contenant un
tel liquide et de l'air *inactif*, une bourre de coton imprégnée
de ces corpuscules, il se produit des moisissures ou une fermentation, variables suivant la nature du liquide qui permet à
telle ou telle espèce de germe de se développer, parce qu'il
contient les substances nécessaires à sa nutrition, ou suivant
la nature des germes contenus dans l'air au moment de l'expérience. Il est bien établi, en effet, que si l'air contient, à
un instant donné, le germe du ferment lactique, il ne le contient pas nécessairement d'une manière continue, c'est-à-
dire que de l'air puisé dans un autre lieu ou dans le même
lieu. à un autre moment, peut n'en pas renfermer.

Ainsi, si l'on mêle à de l'eau sucrée un sel ammoniacal, des phosphates et du carbonate de chaux, de manière à réaliser les conditions les plus favorables à la fermentation lactique, on voit, au bout d'un certain temps, en exposant le mélange à l'air, l'ammoniaque disparaître, les phosphates et le sel calcaire se dissoudre, du lactate de chaux se produire, en même temps qu'il se développe de la levûre lactique. En opérant dans les ballons de verre, où l'on introduit seulement une quantité limitée d'air, tantôt la fermentation se produit, tantôt elle ne se produit pas. Il est inutile d'ajouter qu'elle ne se produirait pas, si après avoir fait bouillir le liquide pour détruire tous les germes qu'il possède, on ne laissait dans le vase qui le contient que l'air calciné.

Voici, d'après M. Tabourin, à quelles origines on peut rapporter les organismes animaux ou végétaux en suspension dans l'atmosphère :

ÉLÉMENTS VÉGÉTAUX

Spores de cryptogames. | Champignons et algues. {
Mucorées.
Muscédinées.
Urédinées.
Conserves.

ÉLÉMENTS ANIMAUX

Germes d'infusoires ou microzoaires. | Genres principaux...... {
Bactéries.
Monades.
Vibrions.
Amibes.
Spirilles.
Vorticelles.
Kolpodes.
Glaucomes.
Volvoces.

S'il est hors de doute que les moisissures, les fermentations de toutes sortes, les affections parasitaires des céréales, comme la rouille, le charbon, la carie, etc., doivent être rapportées à ces organismes inférieurs, on est, par contre, bien peu fixé aujourd'hui sur la place à donner, dans les classifications, à chacun de ces êtres en particulier. Au point de vue où nous considérons les choses, c'est-à-dire, en n'envisageant que la fermentation en général, nous nous contenterons de rappeler, ce que nous avons dit tout à l'heure, à propos des vibrions que M. Pasteur prend pour des animaux inférieurs, prétendus animalcules, que nous savons n'être que des espèces d'algues. On peut voir, en outre, que le *monas crepusculum* et le *bacterium termo*, signalés par cet auteur, dans la théorie de la fermentation putride, ne sont que de véritables plantes, selon la plupart des micrographes modernes. On a pu voir encore que de prétendues *monades* ne sont que de véritables germes de végétaux cryptogamiques mal étudiés. C'est pourquoi la question que l'on pourrait se poser, à savoir si les spores de cryptogames et les genres d'infusoires peuvent indifféremment produire une fermentation animale ou végétale, n'a été, que nous sachions, résolue en aucune part. Quoi qu'il en soit, nous nous contenterons de signaler parmi les végétaux inférieurs quelques algues et les hyphomycètes, plantes appartenant à la famille des champignons, comme susceptibles d'occasionner des fermentations, pernicieuses pour la plupart ; et, parmi les animaux, la famille des *trichodés*, dont on rencontre surtout les individus dans les infusions et les eaux putréfiées.

Ces considérations générales étaient, croyons-nous, indispensables pour la compréhension des faits que nous allons exposer à propos des fermentations paludéennes.

DES FERMENTATIONS PALUDÉENNES

L'insalubrité des contrées marécageuses résultant du dégagement, du fond des marais, d'émanations particulières engendrées par la fermentation des matières organiques sous l'eau, nous allons essayer de nous rendre compte de la nature de ces émanations. Mais avant de rentrer dans les détails que comporte cette étude, nous devons dire quelques mots de la fermentation putride dont la connnaissance nous sera d'un grand secours pour comprendre les phénomènes observés.

On a donné le nom de fermentation putride à l'altération spontanée des substances végétales et animales avec dégagement de gaz infects. La cause productrice de ce phénomène a été longtemps inconnue ; ce n'est que depuis la publication, par M. Pasteur, d'un remarquable mémoire à ce sujet, que nous en avons une idée exacte.

La fermentation se produisant sur des substances solides et liquides, nous devons examiner successivement l'action des ferments sur les différents états de matière putrescible.

Supposons, en premier lieu, qu'il s'agisse d'un liquide fermentescible, dont toutes les parties ont été exposées au contact de l'air. De deux choses l'une, ce liquide sera renfermé dans un vase à l'abri de l'air, ou bien il sera placé dans un vase non bouché, à ouverture plus ou moins large. Dans le premier cas, et dans les circonstances les plus favorables, il faudra au minimum vingt-quatre heures pour que le phénomène puisse être accusé par des signes extérieurs. Pendant cette première période, un mouvement intime s'effectue dans le liquide, mouvement dont l'effet est de soustraire l'oxygène de l'air en dissolution et de le remplacer par du gaz acide carbonique. La disparition totale de l'oxygène est due généralement au développement de cryptogames, notamment le *monas crepusculum* et le *bacterium termo*, déjà signalé plus haut. Lorsque ce premier effet de soustraction de l'oxygène en dissolution est accompli, ces petits êtres périssent et tombent peu à peu au fond du vase, comme le ferait un précipité ; ce n'est

qu'alors que les vibrions ferments commencent à se montrer
et la putréfaction se déclare aussitôt. Elle s'accélère peu à
peu, en suivant la marche progressive du développement des
vibrions et l'odeur qui se dégage est d'autant plus insup-
portable, que la proportion de soufre dans la matière d'expérience est plus grande.

Il résulte de ce qui précède, que le contact de l'air n'est
aucunement nécessaire au développement de la putréfaction.
Bien au contraire. si l'oxygène dissous dans un liquide putrescible, n'était pas tout d'abord soustrait par l'action
d'êtres spéciaux, la putréfaction ne pourrait avoir lieu, attendu que les ferments de la putréfaction, c'est-à-dire les
vibrions. ne pourraient prendre naissance. L'oxygène ferait périr, à leur origine, tous ceux qui tenteraient de se
développer.

Examinons maintenant le cas de la putréfaction au li-
bre contact de l'air. Là, on constate une décomposition
plus complète, plus achevée qu'à l'abri de ce fluide, quoique
l'on soit porté à croire qu'elle ne saurait s'y établir, puisque l'oxygène fait périr tous les vibrions. M. Pasteur dit
encore ici, que l'effet dont nous avons parlé plus haut, à
savoir la soustraction de l'oxygène dissous, peut se produire exactement comme dans le premier cas. La seule différence consistera en ce que les cryptogames, que nous
avons mentionnés, ne périront après la soustraction du gaz
en question que dans la masse du liquide en continuant de
se propager, ou, au contraire, à l'infini à la surface, parce
que celle-ci est en contact avec l'air. Ils y provoquent
la formation d'une mince pellicule, qui va s'épaississant peu
à peu, puis tombe en lambeaux, comme le ferait un précipité pour se reformer, tomber encore et ainsi de suite. Cette
pellicule empêche d'une manière absolue la dissolution de
l'oxygène dans le liquide et permet, par conséquent.
le développement de vibrions ferments. Pour ces derniers,
le vase est comme hermétiquement fermé à l'introduction

de l'air. Ils peuvent même alors se développer dans la pellicule de la surface, parce qu'ils s'y trouvent protégés par les bactériums contre une action trop directe de l'air atmosphérique. Le liquide putrescible devient le siége de deux genres d'actions chimiques, fort distinctes, qui sont en rapport avec les fonctions des deux sortes d'êtres qui s'y développent. Les vibrions d'une part, se développant sans la coopération du gaz oxygène de l'air, déterminent dans l'intérieur du liquide des actes de fermentation, c'est-à-dire, qu'ils transforment les matières azotées en produits plus simples, mais encore complexes ; les bactériums, d'autre part, avant de subir une destruction ultérieure provenant de la provocation de la combustion par les derniers survivants, de ceux qui les ont précédés, combinent ces mêmes éléments et, agissant à la fois sur eux et sur les bactériums, ramènent le tout à l'état des plus simples combinaisons binaires : l'eau, l'ammoniaque et l'acide carbonique.

Voyons, en second lieu, comment s'opère la putréfaction des matières solides.

Supposons que nous ayons affaire à un animal tout entier abandonné après la mort, soit au contact, soit à l'abri de l'air. Dans les deux cas, toute la surface de son corps sera recouverte do poussière que l'air charrie, c'est-à-dire de germes d'animaux inférieurs. Il y a plus, son canal intestinal lui même sera non-seulement rempli de germes de vibrions, mais de vibrions tout développés, privés d'air et en voie de multiplication et de fonctionnement. D'après cela, on ne sera point étonné de voir commencer la putréfaction par le lieu où se trouvent formées les matières fécales, dès que la vie aura quitté les animaux. Il est bien entendu que, dans les cas ordinaires, la putréfaction s'établira constamment à la surface, pour se communiquer de proche en proche à toute l'étendue du liquide, car le corps des animaux est fermé, dans les circonstances habituelles, à l'entrée de germes analogues aux infusoires.

L'observation journalière nous apprenant que, pour qu'une fermentation puisse s'effectuer, il faut non-seulement un degré d'humidité suffisant, mais encore une température variant de 10 à 35°, il faudra ne nous attendre aux fermentations paludéennes qu'autant qu'on trouvera ces conditions réunies, attendu que, dans ces eaux marécageuses, on constate la présence de matières végétales et animales en voie de décomposition. C'est ce que l'on remarque, en effet. En hiver, lorsque la température se rapproche de 0° ou descend plus bas encore, la fermentation est arrêtée ; mais elle reprend son cours, vers le commencement de l'été, lorsque le thermomètre est à 30 ou 35° au-dessus de 0°. C'est alors que les émanations effluviennes dénotent leur présence en provoquant la réapparition des maladies paludéennes.

En France, particulièrement, c'est en juillet, août, septembre et octobre que s'exhalent les effluves les plus actives, dont la production est favorisée tout à la fois, par une température élevée et par l'évaporation d'une partie des eaux stagnantes. La cessation des grandes chaleurs à la fin de l'automne coïncide ordinairement avec un amoindrissement de leur action qui, à l'arrivée des premières gelées, finit par s'éteindre tout-à-fait.

La présence, dans les eaux marécageuses, de matières animales et végétales étant reconnue comme cause productrice de l'effluve, voyons maintenant qu'elle est la nature de celle-ci.

Faut-il tout d'abord attribuer l'infection paludéenne au dégagement de gaz particuliers, tels que l'hydrogène carboné, l'azote, l'acide carbonique, l'oxyde de carbone, l'hydrogène sulfuré, l'ammoniaque, gaz qui, pour la plupart, peuvent provenir de réactions se passant dans la matière organique en putréfaction? Nous ne le pensons point, car, quoique ces gaz soient doués pour la plupart de propriétés toxiques et qu'ils soient tous impropres à la respiration, on ne pourra, chez des animaux pris pour expérience et auxquels on ferait respirer un mélange d'air et de ces mêmes gaz, préparés par des procédés chimiques, on ne pourra, disons-nous, produire chez eux les effets dangereux des émanations marécageuses.

C'est que, en effet, les propriétés fâcheuses de l'effluve sont dues à la présence, au milieu des gaz que nous venons de nommer, d'une matière azotée, de nature organique, au sujet de laquelle on est bien loin d'être fixé. La présence de cette matière est d'abord décelée par l'odeur spéciale des émanations marécageuses ; elle est ensuite démontrée par les expériences qui ont été faites pour saisir ce que l'on pourrait appeler le principe actif de l'effluve. Au rapport de M. Magne, de nombreuses tentatives ont été entreprises pour atteindre ce résultat. Divers auteurs, parmi lesquels on trouve de Gasparin, Brochi, Rimigliano, Moscati et Boussingault, ont imaginé de condenser, à l'aide d'appareils contenant des mélanges réfrigérants, la vapeur d'eau chargée d'effluves qui existe au-dessus des marais les plus dangereux. D'autres, comme Rigault de l'Isle, ont simplement recueilli, en faisant usage d'appareils spéciaux, la rosée qui se dépose naturellement dans les pays à marécages. Enfin, d'autres encore, comme Thénard et Dupuytren, ont fait passer à travers de l'eau distillée, l'air contenant des effluves ; dans tous ces cas, on a obtenu de l'eau, dans laquelle il a été facile de reconnaître la présence d'une matière organique azotée. Cette eau est brunie par l'acide sulfurique concentré qui carbonise les substances organiques qu'elle renferme. Evaporée à une douce température, elle laisse un résidu qui ne tarde pas à prendre une odeur putride. Si on l'abandonne à elle-même, sans lui faire subir aucune espèce de préparation, elle laisse bientôt déposer des flocons légers d'une matière putrescible, possédant une odeur cadavéreuse. Dans ces derniers temps, on est allé plus loin encore : à l'aide d'appareils aspirateurs, on a recueilli sur des lames de verre enduites de glycérine, les corpuscules que l'air des marais renferme et l'on a constaté, dans plusieurs circonstances, la présence de débris de plantes, de fragments d'insectes, d'œufs d'animaux inférieurs, de spores et même d'infusoires tout formés. On n'a encore pu déterminer si les œufs, les spores et les infusoires appartiennent à des espèces particulières, ou si ce sont les mêmes que ceux que l'on rencontre partout.

Ces quelques détails, empruntés à l'hygiène vétérinaire de M. Magne, nous font voir qu'on manque aujourd'hui de connaissances précises sur ce qui concerne la nature de l'effluve.

Pourtant, une théorie toute récente tend à considérer la nature malfaisante des marais, comme étant de nature cryptogamique, et comme elle ne paraît pas dénuée de tout fondement, nous allons essayer de la reproduire.

Cette théorie est celle du docteur Salisbury.

Selon lui, de petites plantes cryptogamiques, qu'il nomme *gemiasma*, se présentant sous forme de petites vésicules rondes, à noyaux véritables, devraient être considérées comme l'agent infectieux. En Amérique, où se rencontrent beaucoup de localités fiévreuses, ce docteur a toujours observé, dans le voisinage des marais, les éléments qui nous occupent. Il a, de plus, remarqué que ces végétations sont de diverses couleurs (*gemiasma rubra, alba, etc.*), et que leur action est différente suivant la coloration qu'elles présentent. Ces plantes, encore à l'état de spores, sont entraînées par la vapeur qui s'échappe dans le brouillard du matin, qui atteint toujours la même hauteur. Les personnes, qui sont dans ce brouillard, sont atteintes ou menacées de fièvre, tandis que celles qui habitent au-dessus de son niveau n'en souffrent jamais. A l'appui de cette assertion, ce docteur cite l'exemple d'une famille dont les membres couchaient les uns au premier étage, les autres au rez-de-chaussée d'une maison isolée ; à une époque déterminée, il vit que les derniers étaient tous atteints de fièvre, tandis qu'il ne constata aucun des symptômes de cette maladie chez les premiers. Quant au voisinage de ces marais, se trouvent des habitations et que le vent du nord vient à souffler, on n'observe pas de cas de fièvres, si les marais se trouvent au sud de ces habitations, tandis que la maladie fait des ravages dans le cas contraire. On trouve ces spores jusque dans les matières mêmes d'expectoration des personnes qui habitent ces contrées marécageuses. Enfin, dans des expériences que ce docteur signale à l'attention du public, nous voyons que, de la paille, répandue sur un terrain infecté, empêchait aux cryptogames de se répandre dans l'atmosphère, tandis que cette même terre, prise en certaine quantité et transportée dans un lieu sain, a pu faire naitre la maladie fiévreuse chez un homme pris comme sujet d'expérience.

Ces faits, quoique peu répétés, mais dont l'authenticité est irréfutable, sont, croyons-nous, de nature à nous faire admettre la théorie américaine. Ce qui, d'ailleurs, nous fait supposer la chose comme acceptable, c'est l'opinion de Hallier à propos des maladies charbonneuses.

Dans les expériences de Hallier, une spore de cryptogame placée dans l'eau ne tarde pas à se gonfler ; le noyau qu'elle possède, simple d'abord, se transforme bientôt en un nombre considérable de granulations ; celles-ci, par la rupture de la cellule, sont projetées au dehors et forment une masse de pseudo-vibrions très-mobiles qui apparaissent sous la forme de petites boules, munies de queues, assez semblables aux spermatozoaires, visibles à un grossissement de 1,500 diamètres et ayant un mouvement de rotation assez semblable à celui d'une toupie. Cependant cette vitalité cesse bientôt ; le pseudo-vibrion redevient cellule végétale, s'allonge, se dédouble, se multiplie à l'infini et devient, *suivant le milieu* qui l'entoure, un micrococcus, une bactérie, un leptothrix, un anthrococcus, un cryptococcus, un achorion ou un oïdium. Ce sont ces infiniment petits, qu'ils soient *simples cellules, baguettes ou vibrions*, qui deviennent les éléments indispensables à toute fermentation. Ces cryptogames sont entraînés dans les voies respiratoires avec l'air inspiré ; mais

loin d'y produire des accidents, ils servent à la vie des individus qui les ont déglutis. Le leptothrix buccalis passant
dans le tube digestif sous forme de micrococcus proprement
dit, paraît contribuer puissamment à la digestion. Ces plantes
ne produisent des effets morbides qu'à la condition que le
sujet verra son *équilibre rompu par une cause débilitante
quelconque.*

Si les plantes sont en excès, on verra des diarrhées, des
dyssenteries ou d'autres maladies dues à l'intoxication cryptogamique. Ici, ajoute l'auteur, le micrococcus devient bactérie
et les bactéries n'ont jamais manqué dans le sang d'animaux
charbonneux.

Si on lit, en outre, les récents travaux de Bollinger, à
ce sujet, on verra que ce savant nous représente les bactéries
mentionnées plus haut comme des cellules arrondies, lesquelles se multiplient constamment par segmentation, puis
s'accollent bout à bout, pour se segmenter encore, et que les
bactéries du sang des animaux charbonneux se distinguent
par certaines formes des agents producteurs de la fermentation putride. Ajoutons, en dernier lieu, que si l'altération
du sang peut commencer sans que le microscope nous fasse
découvrir des bactéries, c'est que celles-ci sont produites par
des pseudo-vibrions, qui sont d'une ténuité extrême et qui
ont déjà occasionné la fermentation putride.

On voit, en résumé, que malgré le peu d'entente qu'il y a
entre les auteurs, à propos des rôles respectifs qu'ils attri-
buent à chacun de ces êtres inférieurs, il n'en est pas moins
vrai, que ceux-ci agissent à la manière des ferments, et
que, dans bien des circonstances, les effets produits par eux
sont fort analogues à ceux constatés dans la fermentation
putride.

PROPAGATION DES EFFLUVES

La propagation des effluves est influencée par de nombreux modificateurs qui, tous, sont placés sous la dépendance de divers agents atmosphériques ; d'autres fois cette propagation est, au contraire, entravée par certaines causes s'opposant à la dissémination du miasme paludéen qui peut être arrêté dans sa marche par des barrières naturelles, telles que des montagnes, ou par des obstacles que la main de l'homme a placé : des arbres, un mur, etc.

L'air étant le véhicule des miasmes paludéens, il convient d'en dire un mot afin d'expliquer leur mode d'ascension et de descente. L'air est la masse gazeuse qui enveloppe notre globe, pénètre dans toutes les excavations et s'élève jusqu'à la hauteur de 70 à 80 kilomètres au-dessus du niveau de la mer. Indispensable à l'existence des êtres vivants, l'air que les anciens considéraient comme un élément, agit sur les plantes et les animaux par sa composition et ses propriétés physiques. La masse gazeuse qui constitue l'atmosphère est composée en volume de 20,81 d'oxygène et de 79,19 d'azote ; en poids, de 23,01 d'oxygène et de 76,99 d'azote ; ces deux gaz constituent un mélange et non une combinaison comme on l'a cru pendant quelque temps. Inodore et insipide, l'air est un gaz permanent et transparent quand il est en couches minces, mais offrant une couleur bleue, dite bleu de ciel, quand il est en masse considérable. L'air pèse 1 gramme 292 par centimètre cube à la température de 0° et à 76 de pression barométrique. L'air étant pesant, il en résulte que, si l'on conçoit l'atmosphère partagée en tranches horizontales, les couches supérieures pressent par leur poids sur les couches inférieures et les compriment. Cette pression décroissant évidemment avec le nombre de tranches, il s'en suit que l'air est d'autant moins comprimé, et par suite plus raréfié, qu'on s'élève davantage dans l'atmosphère.

Les rayons solaires qui viennent illuminer la terre, traversent d'abord avec facilité les couches aériennes supérieures où les molécules sont espacées; mais à mesure qu'ils se rapprochent du sol, ils traversent des couches plus denses qu'ils réchauffent davantage que les précédentes, à cause de la lenteur plus grande qu'ils mettent pour les pénétrer. Les rayons solaires arrivent enfin au sol qu'ils réchauffent aussi; celui-ci à son tour réfléchit les rayons lumineux sur les couches aériennes inférieures et leur procure ainsi une certaine quantité de chaleur ajoutée à leur calorique. A mesure que la chaleur augmente, les molécules des couches inférieures de l'air se dilatent et s'élèvent dans l'atmosphère. Le calorique augmente la force dissolvante de l'air et active l'élévation des couches placées près du sol. A mesure que les couches de l'atmosphère sont échauffées, raréfiées par la chaleur, elles dissolvent une plus grande quantité d'émanations et les entraînent dans l'espace; l'air qui vient occuper la place abandonnée par celui qui s'élève, se réchauffe à son tour, se charge de vapeur d'eau et de miasmes qu'il dissémine ensuite, comme l'air qui l'avait précédé à la surface du marécage. Leur ascension est donc une conséquence de la dilatation de l'air échauffé par les rayons du soleil.

Le miasme produit se dégage emporté par la vapeur d'eau provenant du lieu de sa naissance. Cette vapeur se mélange aux couches les plus inférieures de l'air atmosphérique, et sous l'influence de la chaleur, qui se concentre de plus en plus dans le sol, la vapeur infecte s'élève dans l'atmosphère à une hauteur d'autant plus grande que l'action solaire est plus intense. Il est imprudent de respirer le matin auprès des marais, des étangs, car on respire l'effluve qui se dégage et n'est pas encore emportée dans les régions supérieures; pendant la chaleur du jour, on respire impunément l'air des marécages, car l'air, se trouvant dilaté, a emporté le miasme dans les régions supérieures de l'atmosphère.

Le soir, au contraire, l'effluve retombe et aborde les couches inférieures, puis plus lourd, quand la condensation est opérée, la rosée semble avoir emprisonné l'effluve, et à minuit on peut respirer cet air sans danger. Mais à l'aurore, l'air redevient malsain, parce que le miasme commence à s'élever peu à peu, puis les rayons solaires devenant de plus en plus chauds à mesure que l'astre s'élève à l'horizon, le germe paludéen monte aussi; l'on peut alors, vers midi, de nouveau respirer impunément, et chaque jour la même manœuvre s'accomplit. Nous voyons donc par là, que c'est au lever du soleil et après son coucher que le voisinage des marais est le plus nuisible, surtout en automne, quand les soirées fraîches succèdent à des journées très-chaudes. On comprend que les eaux stagnantes seront d'autant plus pernicieuses, qu'elles seront plus riches en matières organiques, qu'elles seront plus concentrées par l'évaporation, et que moins profondes, elles permettront mieux aux rayons solaires d'accélérer la putréfaction de la vase qu'elles contiennent.

On a tenté d'évaluer la force expansive de ces émanations, en disant, qu'elles ne s'élèvent jamais au-dessus de 400 à 500 mètres et que leur propagation horizontale ne dépasse guère 300 mètres; ce sont du moins les résultats donnés par Montfalcon. Mais une évaluation si générale doit être peu rigoureuse, car les circonstances changent pour chaque localité.

De nombreuses observations, qui ont été faites, sont en contradiction avec les données qu'on a voulu poser comme une loi fixe, invariable. C'est ainsi que, d'après M. Lafosse, on a constaté que la limite des miasmes auxquels était due la fièvre jaune est de 928 mètres. Rigaud a observé que, dans les marais Pontins, Sezze, qui est à 306 mètres d'élévation, est tout à fait exempt des affections qui sont endémiques dans ces contrées. D'après de Humbolt, la forme de l'Encero, située au-dessus de Vera-Cruz, serait regardée comme la limite de la peste dans ce pays.

Le docteur Poyet a vu le miasme paludéen de la plaine du Forez déterminer, en 1860, après de fortes chaleurs au mois de juillet, des fièvres intermittentes graves dans la commune d'Allieux, située à la cote 722, chez plusieurs individus qui n'avaient pas quitté la localité; à Rome, il suffit souvent d'habiter un deuxième étage pour se soustraire aux fièvres; ce qui fait comprendre facilement le prix plus élevé des logements situés aux parties supérieures des bâtiments. Cependant dans certains pays, comme dans la Bresse, les lieux élevés seraient plus insalubres que les plaines. Les Bressans auraient, dit-on, constaté que les fièvres se manifestent presque toujours sur les hauteurs avant de paraître dans les lieux bas, contrairement à ce qu'on semble avoir remarqué dans la plaine du Forez. A l'époque où ces maladies régnaient annuellement dans Bourg, elles commençaient, paraît-il, dans les quartiers les plus élevés de la ville; les rues basses les recevaient plus tard et en étaient délivrées plus tôt. Un certain nombre de coteaux, en Corse et en Italie, fort éloignés des marais, mais placés dans la direction d'un vent qui leur apporte les émanations, sont tout-à-fait dépeuplés et inhabitables. Ces réflexions ne sont applicables qu'aux coteaux ou monticules placés sous le vent ordinaire d'un marais ou d'un étang médiocrement élevé ; elles ne doivent nullement faire douter de la salubrité des hautes montagnes placées au sein même de plaines marécageuses.

Outre la dissémination verticale du miasme paludéen, il y a encore la dissémination horizontale, qui est plus ou moins fréquente que la précédente, suivant que les localités sont elles-mêmes plus ou moins visitées par les vents.

Les mouvements de l'atmosphère ont une influence marquée sur la propagation des effluves qui peuvent être emportées, par ce moyen, à de très-grandes distances. L'action des miasmes paludéens se ferait sentir, s'il faut en croire certains observateurs, à des distances considérables, puisque, sous l'influence d'un vent favorable, les effluves des marais de la Hollande produiraient des fièvres sur la côte orientale de l'Angleterre ; l'extension des effluves dans leur direction horizontale ne pourrait donc être déterminée d'une manière bien positive. Lorsque le temps est calme, les effluves s'élèvent plutôt qu'elles ne s'étendent horizontalement ; aussi, les lieux élevés sont-ils plus exposés au poison paludéen que les plaines placées à une même distance des marais, lorsque, toutefois, ceux-ci existent dans des pays peu bouleversés par les vents. Si les vents sont impétueux et irréguliers, les effluves sont entraînées, dispersées, disséminées dans tous les sens ; c'est à cette dispersion que les miasmes doivent alors leur peu de nocuité ; mais, si un vent régulier, même léger, règne habituellement dans une contrée, il peut porter ces agents pathogéniques à de très-grandes distances, sans que leur influence nuisible soit atténuée. Les vents, nous le savons, favorisent le transport du ferment paludéen dans certains cas, mais, dans d'autres, ils le contrarient ; suivant la direction des vents, on peut connaître vers quel point les effets des effluves pourront se faire sentir avec le plus d'intensité. Un exemple nous est fourni par Saint-Aignan et Marennes, villes situées à deux extrémités des marais gâts du Brouageais, et offrant, sous le rapport des maladies effluviennes, une alternative très-remarquable. A propos de la dissémination horizontale, Lancisi rapporte le fait suivant : Trente personnes de Rome se promenaient vers l'embouchure du Tibre, le vent souffla tout-à-coup sur des marais infects dont il leur apporta les émanations ; vingt-neuf d'entre elles furent atteintes de fièvres intermittentes.

Des obstacles peuvent contrarier la propagation des effluves et arrêter même leur dissémination. Non-seulement les vents, comme nous l'avons indiqué, peuvent s'opposer à cette propagation, mais encore les pluies abondantes qui, en imprégnant le sol des marais et abaissant sa température ainsi que celle de l'atmosphère, ralentissent beaucoup et arrêtent même la fermentation putride établie dans son sein. Les montagnes, les forêts, les collines, les cours d'eau, les rideaux d'arbres, une construction même, sont autant d'obstacles s'opposant à la propagation des émanations marécageuses. La plupart de ces obstacles agissent, en ce qu'ils empêchent les courants d'air, qui tendent à transporter au loin les effluves, à propager leurs effets nuisibles.

Les montagnes sont de véritables barrières à l'extension des effluves, et l'on voit ordinairement les habitants du versant opposé aux étangs, vaquer robustement à leurs travaux de culture, tandis que ceux de l'autre versant sont chétifs et dévorés par les maladies paludéennes. Les montagnes présentent quelquefois des gorges qui sont autant d'issues par lesquelles les courants d'air peuvent propager le ferment paludéen.

Empédocle, philosophe et médecin d'Agrigente, préserva de la peste la Sicile, sa patrie, en faisant boucher les ouvertures des montagnes qui donnaient accès au souffle empoisonné du vent du Midi. C'est probablement pour la même raison que la fièvre charbonneuse, qui exerça de grands ravages en Auvergne, ne sévissait, comme l'ont judicieusement remarqué des observateurs sérieux, que sur certaines collines, de sorte qu'on a vu le versant d'une montagne ravagé par l'affection carbunculaire, tandis que le versant opposé en était complétement à l'abri.

En traversant une assez grande étendue d'eau, comme la Loire, par exemple, dans la plaine du Forez, la vapeur d'eau qui renferme les miasmes se condense; les effluves qu'elle contient viennent se dissoudre et perdent les effets pernicieux qu'elles auraient occasionnés, si elles fussent parvenues sur la rive opposée. Une distance égale à 4 ou

5 portées de fusil, suffit ordinairement, en mer, pour préserver complétement du miasme paludéen. Un exemple de ce
genre nous est fourni par l'île d'Oléron, séparée des marais
du Brouageais par un bras de mer.

Des observations nombreuses viennent prouver que les
forêts produisent de bons effets, et peuvent, par conséquent,
être une cause d'assainissement. D'après Lancisi, les Marais
Pontins n'ont exercé des ravages sur la ville de Rome, qu'a-
près la destruction des forêts situées entre ces lieux insalubres et l'ancienne capitale du monde civilisé. En traversant les bois, l'air qui provenait des marécages subissait une
purification presque complète, et arrivait ainsi à la patrie
des Brutus dégagé de ses effluves et de ses impuretés. Les
arbres décomposeraient-ils les effluves et les absorberaient-
ils avec l'air qui sert à leur nutrition? La science aura un
jour à répondre sur cette question.

INTRODUCTION DES MIASMES PALUDÉENS
DANS L'ORGANISME.

Les ferments infectieux pénètrent dans l'organisme par
l'absorption; celle-ci peut avoir lieu de différentes manières.
L'absorption peut d'abord être normale ou anormale; elle
est normale, lorsqu'elle se fait par les surfaces cutanée,
digestive et pulmonaire; elle est anormale lorsqu'elle a lieu
par des surfaces accidentelles, comme les plaies vives, fraîches; l'absorption normale peut encore être interne ou
externe : externe, dans l'absorption cutanée, et interne, lorsqu'elle se fait par les surfaces digestive, pulmonaire. Sans
nous arrêter plus longtemps à ces divisions et subdivisions
toutes classiques qui n'ont pas, pour nous, en ce moment,
une importance majeure, nous allons étudier avec soin le
mode d'absorption de chacune de ces surfaces considérées
sous le rapport de l'introduction du miasme paludéen.

Absorption par la surface cutanée.

Il y a absorption à la surface de la peau des animaux, dans plusieurs circonstances qu'on ne peut pas toujours positivement apprécier, à cause du revêtement pileux plus ou moins développé dont ils sont pourvus. Les observations expérimentales du docteur Fourcault, reproduites par M. Bouley, prouvent clairement que cette vaste surface n'est pas seulement une voie d'exhalaison, mais qu'elle absorbe aussi comme le démontrent plusieurs faits. En effet, si l'on frictionne, même légèrement avec de la pommade mercurielle double, la peau du chien, celle du chat, de la vache ou de la brebis, on voit se manifester dans un temps très-court des symptômes particuliers à l'intoxication par le mercure. Pour amener ces effets, les frictions n'ont pas besoin de produire une modification profonde dans les conditions de l'épiderme : la pommade mercurielle, déposée à la surface de la peau produirait, mais plus lentement, les mêmes effets que par les frictions. Des frictions d'essence de térébenthine, sur la peau, donnent au bout de peu de temps, à l'urine du cheval, l'odeur caractéristique de la violette. Dans le tome VI du *Journal de Sédillot*, on peut lire l'observation d'un empoisonnement par l'emploi que fit une femme d'une pommade arsénicale pour se frictionner le cuir chevelu. L'observateur a bien noté que le cuir chevelu était intact et qu'il ne présentait aucune lésion sur la face dénudée qui aurait pu faciliter promptement l'absorption. Dans le *Journal de l'École vétérinaire* de Lyon, un fait analogue, signalé, tome XXIII, page 332, a trait à l'empoisonnement d'un mouton galeux par le bain zinco-arsénical. Dans certaines circonstances, il est évident que la peau absorbe l'humidité répandue dans l'atmosphère; mais comme cette absorption se fait en même temps par les voies respiratoires et que les poils se sont aussi laissés pénétrer, il n'est pas rigoureusement possible de déterminer, pendant les brouillards surtout, quelle peut être la quantité absorbée par la peau elle-même. La surface tégumentaire absorbe, non-seulement l'humidité, mais jouit encore de la propriété d'absorber les gaz, comme le démontrent les observations expérimentales de Fodéré, de Bichat, de Chaussier et de Nysten. Quoiqu'il en soit, nous ne croyons point que ce soit particulièrement par l'absorption cutanée que le ferment paludéen pénètre dans l'organisme.

Absorption de l'agent paludéen par la surface digestive.

Les muqueuses qui tapissent le tube digestif, compris depuis la bouche jusqu'à l'orifice anal, n'ont pas toutes les mêmes propriétés absorbantes, on peut noter des différences remarquables, suivant les divisions naturelles que présentent ces membranes. La muqueuse de la bouche et les gencives jouissent d'une absorption dont il n'est pas possible, à défaut d'expériences directes, de donner des preuves à moins d'avoir recours à la comparaison et à l'analogie. Chez l'homme, certaines substances, les chlorures d'or, par exemple, sont employées en friction sur la pointe de la langue, qui, par un mouvement de va et vient sur la voûte palatine, fait absorber le médicament.

Dans les conditions physiologiques, on sait que les dégusteurs de vin, qui n'avalent jamais le liquide qu'ils *éprouvent*, arrivent quelquefois à l'ivresse dans l'exercice de leur profession. La muqueuse de l'œsophage a une absorption qui lui est propre et qui n'a rien de l'activité et de l'énergie que nous allons bientôt rencontrer ailleurs. L'absorption dans l'estomac varie suivant la structure et la conformation de l'organe. Dans les carnivores, le chien, le chat, le porc, le ventricule est revêtu d'un épithelium très-mince, très-perméable, l'absorption s'y produit rapidement et d'une manière incontestable; elle est plus lente chez le cheval qui a, comme tous les solipèdes, un estomac épais et comme corné. L'absorption n'a pas de voies plus actives et plus nombreuses que celles de la muqueuse de l'intestin grêle ; toutes les circonstances d'organisation, de structure, toutes les conditions physiques de chaleur, de mouvement, de déplacement faciles, concourent à en assurer l'exécution au profit de la réparation et de la nutrition. Mais les différentes parties de la muqueuse ne jouissent point à un égal degré de la faculté d'absorber. Dans le cœcum, déjà les matériaux de la nutrition ont été dépouillés de leurs sucs les plus riches, de leurs molécules les plus alibiles. Le ferment paludéen, qu'il soit formé par la matière organique de Boussingault, ou par les germes des pathologistes, peut se déposer sur les aliments ou dans l'eau et être emmené avec eux dans le tube digestif où il pourra être absorbé par les surfaces absorbantes. Cette voie d'introduction est-elle très-dangereuse ? C'est ce qu'on ne sait pas encore, la science n'a pu s'éclairer sur ce point. Il est possible que cet agent soit dénaturé par le suc gastrique et intestinal, mais il est possible aussi qu'il échappe à son action. M. Rey, professeur de clinique à l'École de Lyon, a fait une expérience sur le virus rabique qui nous permettrait de douter de l'absorption du miasme paludéen par les voies digestives; M. Rey prit le larynx d'un chien enragé mort dans les hôpitaux, larynx imbibé de salive et de mucus, et le donna à un chien d'expérience, qui, le saisissant aussitôt, l'avala avec voracité. Cet animal fut ensuite observé pendant longtemps et l'on ne remarqua sur lui aucun symptôme de rage. Si l'introduction du virus rabique par la voie gastro-intestinale est sans effet, pourquoi celle de l'agent paludéen par la même voie agirait-elle sur l'économie animale ? C'est là une question que nous devons tout naturellement nous poser. D'après cette expérience, nous serions conduits à en conclure que le miasme paludéen ingéré resterait inerte, si nous ne nous rappelions, que tous les virus ne sont pas innocemment introduits dans le tube digestif. En considérant la fièvre charbonneuse comme une maladie virulente, nous pourrons à ce sujet relater des expériences de Renault, ancien inspecteur des écoles vétérinaires; il fit manger à des animaux sains de la viande provenant d'un animal charbonneux et, peu de temps après, il constata que ces animaux avaient contracté le charbon. Roche-Lubin a communiqué la clavelée à des moutons bien portants auxquels il a donné de la nourriture mêlée de croûtes provenant de pustules claveleuses. M. Saint-Cyr, professeur de pathologie interne à l'École de Lyon, dans deux expériences qu'il a faites en 1873 et 1874, a communiqué la tuberculose à cinq porcs, espèce chez laquelle cette maladie n'avait jamais été remarquée, en leur faisant ingérer de la matière tuberculeuse. M. Chauveau a donné la tuberculose à quatre veaux quelques années avant par le même mode d'inoculation. Un grand nombre de maladies virulentes, telles que le typhus, la clavelée, la morve, la péripneumonie contagieuse, le charbon, se communiquent souvent par l'intermédiaire des voies digestives, lorsque les virus sont déglutis avec les boissons ou les aliments. Des médecins prétendent avoir vu quelquefois l'usage d'eaux stagnantes rester sans effet. Mais à côté de ces opinions nous en trouvons de contradictoires. Delafond, ancien professeur à l'École d'Alfort, a posé en principe que les effluves peuvent être absorbées avec les eaux qui les tiennent en dissolution. Une foule d'auteurs déclarent, d'après leurs observations, que l'usage d'eaux malsaines a produit la fièvre intermittente; des faits nombreux appuient fortement cette dernière opinion.

Hippocrate lui-même avait déjà observé que les maladies palustres peuvent avoir leur source dans l'absorption des eaux marécageuses. M. le docteur Pereyra, de Bordeaux, parle des habitants des Landes bordelaises et de plusieurs parties du département de la Gironde, qui n'ont pour boisson que l'eau impaludée de leurs puits ; or, ce médecin a observé pendant treize ans, que ceux qui filtrent ces eaux au charbon de bois échappent à la fièvre, tandis que la maladie sévit sur ceux qui ne prennent pas cette précaution. D'autres médecins ont constaté dans des contrées diverses les mêmes effets ; ces médecins sont nombreux ; nous pouvons citer Antoine de Jussieu, Pringle, Pouqueville, de Humboldt, Pirey, Dazillé, Thévenot, etc. M. de Gasparin a rendu des moutons hydrohémiques en leur faisant boire la rosée des marais et en les frictionnant avec ce liquide ; deux faits qui militent, l'un en faveur de l'absorption par les surfaces digestives et l'autre en faveur de celle des surfaces cutanées.

Dans un écrit récent, couronné par la Société de médecine, M. Quivogne, vétérinaire à Lyon, a attribué l'épidémie de fièvre typhoïde qui, dans cette ville, exerça de si grands ravages en 1874, aux eaux qui alimentaient sa population et qui contenaient des matières organiques en putréfaction.

En face de tous ces faits, la question reste encore indécise ; mais cependant la plus grande partie du monde médical tend à croire que l'absorption du miasme paludéen par les voies digestives est véritable. Si le virus rabique est resté inerte dans le tube digestif, il ne faut pas en conclure que l'agent paludéen agit de même. Puisque nous ne connaissons pas la nature de chaque virus, qui nous prouve que le virus rabique n'est pas d'une nature à part et que c'est en vertu de cette nature même qu'il n'est pas absorbé, qu'il est dénaturé par le suc gastrique ? Des expériences de Renault, de Laroche-Lubin, de M. Chauveau et de M. Saint-Cyr, que nous avons signalées plus haut, prouvent bien que les virus sont absorbés par les surfaces digestives, et que par conséquent le virus rabique fait exception à la règle générale qui dit que : *Tout virus introduit dans l'économie animale reproduit une maladie identique à celle d'où il émane.* L'intoxication paludéenne est un fait de quantité, tandis que l'intoxication virulente est un fait de qualité, puisque nous savons qu'une seule molécule de virus reproduit la maladie toute entière; au lieu que pour les effluves, il faut une espèce de saturation paludéenne de l'économie pour que les maladies se déclarent. Cette saturation paludéenne peut arriver plus ou moins vite, suivant l'intensité du foyer d'émanations, selon les climats, suivant enfin l'idiosyncrasie de chaque individu. Les miasmes ne peuvent-ils pas être emmenés dans les voies digestives; être dissous par les liquides propres au travail de la digestion et de l'absorption, et conduits enfin dans le torrent circulatoire? Arrivés dans ce dernier appareil, les miasmes peuvent vicier et altérer le sang, saturer l'économie animale et produire des effets plus ou moins pernicieux. Outre ces affections morbides, l'eau concentrée des effluves n'a-t-elle pas une saveur particulière se rapprochant de celle d'une eau dans laquelle on aurait fait macérer des herbages, et ne peut-elle pas produire un léger picotement à son passage dans le gosier; ne peut-elle pas parfois occasionner des irritations dans les voies digestives?

Absorption des miasmes paludéens par la surface pulmonaire.

Nous savons que la muqueuse broncho-pulmonaire jouit d'une propriété absorbante très-considérable. Le savant professeur Gohier a versé dans la trachée d'un cheval des quantités énormes d'eau sans produire l'asphyxie, preuve que ce liquide était absorbé très-promptement. On connaît aussi le mode de pénétration et d'absorption de l'air dans le poumon; c'est donc avec le fluide aérien que les virus peu-

vent s'introduire dans les voies respiratoires ; la morve, la
rage, ne se communiquent pas par les voies respiratoires,
car suivant les remarques de M. Chauveau, les corpuscules
solides des virus de ces affections ne peuvent se tenir en
suspension dans l'air, et par conséquent pénétrer dans les
tuyaux bronchiques au moyen de l'air inspiré. Renault a
fait respirer nez à nez deux chevaux, dont l'un était sain et
l'autre atteint de morve ; il a même réuni leurs narines
par un tube qui faisait communiquer l'air du poumon de l'un
avec l'air du poumon de l'autre, sans pouvoir inoculer la
morve. Rappelons-nous cependant que *la prudence est mère
de la sûreté* et qu'il ne faudrait point par conséquent laisser
à peu de distance deux chevaux, dont l'un serait sain et
l'autre affecté de morve. Mais il est d'autres affections
dont les corpuscules se tiennent facilement en suspension
dans l'air atmosphérique, et qui par suite peuvent pénétrer
dans les conduits bronchiques. Parmi ces maladies, nous
comptons la clavelée, la péripneumonie du gros bétail, le
typhus, parce que leurs virus, désignés autrefois sous le
nom de volatils, sont ceux dont les particules virulentes
sont susceptibles de se tenir en suspension dans l'air.
On nous pardonnera, à propos des maladies virulentes,
cette petite digression, que nous avons jugé utile de faire,
en traitant de l'absorption pulmonaire.

Un grand nombre d'expériences ayant démontré d'une
manière positive que la muqueuse des surfaces respiratoires
était douée d'une très-grande force d'absorption, soit pour
les liquides, soit pour les produits gazeux et odorants, nous
pensons que le ferment paludéen est absorbé principalement
par cette surface, puis porté par le sang dans tous les organes.

Dans le but de démontrer combien les voies respiratoires
sont accessibles aux ferments paludéens, associés à l'air atmosphérique et quelle quantité de cet agent malfaisant peut
pénétrer dans l'appareil respiratoire, un très-habile médecin,

M. Roche, s'est livré à un calcul que nous pensons devoir rapporter ici : « Les miasmes sont répandus dans l'air, dit M. Roche, c'est incontestable. Un homme adulte respire en moyenne, 20 fois par minute, 1,200 fois par heure, 28,800 fois par 24 heures. A chaque inspiration il fait pénétrer approximativement dans ses poumons, au dire des physiologistes, 655 centimètres cube d'air, ce qui fait environ 19 mètres cubes par jour, soit, en poids, 24 kilogrammes à peu près, ou en mesure de capacité, 24,000 litres d'air, un litre d'air pesant un gramme plus une fraction insignifiante pour l'objet qui nous occupe.

« Si faible que l'on suppose la proportion des miasmes dans le mélange d'air et de miasme paludéen, et ne comptât-on ce dernier que pour un *millième*, un homme pourrait donc respirer et par conséquent absorber 24 litres de miasmes par jour, s'ils étaient également répartis dans l'atmosphère. Toutefois, comme ils ne tombent à la surface de la terre que pendant les six ou huit heures qui suivent le coucher du soleil, mais qu'à ce moment de la journée l'air en est saturé, on voit que cet homme serait encore exposé, en temps d'épidémie, à respirer, à absorber 6 à 8 litres au moins de ces agents toxiques. » (1)

Le cheval adulte respire, en moyenne, 10 à 12 fois par minute ; c'est donc presque moitié moins de fois que l'homme ; mais le bœuf, le mouton, respirent en moyenne 18 à 20 fois par minute. Si le calcul de M. Roche est exact, ces animaux, en l'espace de 24 heures, introduiraient donc, ainsi que l'homme, dans l'organisme, et seulement par la respiration, 6 à 7 litres, au moins, de ferment paludéen. Il est donc incontestable que c'est particulièrement par les voies respiratoires que les animaux absorbent l'agent qui doit déterminer les maladies causées par les miasmes des

_____

(1) Roche, *8ᵉ Lettre sur le Choléra*, 1852, p. 57 et 58

marais. Mais une fois introduits dans l'organisme, comment ces agents se comportent-il? C'est ce que nous tâcherons d'expliquer plus loin.

De l'absorption du miasme paludéen par les surfaces accidentelles.

L'absorption du miasme peut enfin avoir lieu par les plaies vives, fraîches et celles mêmes qui sont recouvertes de bourgeons charnus et sur lesquelles il produit de graves désordres. C'est ce que l'on constate souvent. Si on laisse une plaie exposée au contact de l'air, pendant un certain temps, il arrive que cette plaie au lieu de se guérir ne fait qu'empirer et très-souvent la gangrène survient comme résultat final.

En effet, l'air contenant des germes morbifiques qui flottent dans son sein, et arrivant à la surface de la plaie, les dépose sur celle-ci et des accidents graves en sont la conséquence.

PATHOLOGIE PALUDÉENNE

EFFETS GÉNÉRAUX DES ÉMANATIONS MARÉCAGEUSES

De nombreux auteurs, en médecine humaine comme en
médecine vétérinaire, ont étudié l'influence funeste des marais sur la santé des êtres vivant auprès d'eux. Si l'on ne
connaît pas la nature des miasmes paludéens, du moins en
connaît-on les fâcheux effets. L'habitant des pays marécageux souffre dès sa naissance et montre dès les premiers
jours de sa vie, l'empreinte de l'insalubrité du climat. Il
languit et maigrit dès qu'il a quitté le sein de sa nourrice,
ses viscères s'engorgent, une couleur livide teint sa peau et
il meurt parfois avant d'avoir atteint sa dixième année.
L'enfance a perdu dans ce climat son charme et son enjoue-
ment ; elle n'y montre pas ses contours arrondis, ses formes
molles et délicates, sa grâce enchanteresse ; une bouffissure
repoussante, attaquant les membres inférieurs, lui ôte son
agilité et fait perdre à la physionomie son expression. Tous
les éléments dont le malheureux habitant reçoit l'action,
semblent conspirer à sa ruine : l'air qu'il respire est empoi-

sonné ; l'eau dont il s'abreuve est ordinairement corrompue ; sa demeure chétive est exposée sans défense à l'influence d'une atmosphère pernicieuse , ses aliments sont grossiers et insuffisants ; ses vêtements ne le protégent point contre les modificateurs les plus nuisibles, et le genre de travail auquel il est condamné, ne lui permet pas de consoler sa misère par les illusions d'un avenir plus heureux. Quelle est la nature de ses travaux? Dès l'aurore, il quitte sa chaumière et s'achemine péniblement vers les marais dont sa main ne cessera d'agiter la fange pendant plusieurs heures, ou bien il travaillera les terrains voisins, très humides eux-mêmes par suite de l'infiltration de l'eau de l'étang, et respirera, à pleins poumons, ainsi que ses animaux, au lever du soleil, au moment le plus dangereux de la journée, les dégagements miasmatiques. Nous devons mentionner que tous les paysans de notre plaine couchent sur des lits de plume, qui provoquent, en toute saison, une transpiration débilitante et prédisposant à l'absorption des effluves par la peau, les pores étant largement ouverts, et c'est souvent dans cet état qu'ils se rendent à leurs champs, lors des fraîches matinées de l'automne et du printemps. En outre, le cultivateur, non-seulement n'a pas la précaution de se vêtir convenablement le matin et le soir, mais il pousse l'imprévoyance jusqu'à pratiquer nu-pieds la culture des terrains humides ou la conduite des bestiaux dans les pâturages couverts de rosée. L'habitant de ces contrées se reconnaît, au premier aspect, à son teint blême ou plombé, à ses traits allongés, maigres ou bouffis, à son œil terne, son regard triste, sans expression, à la mollesse de ses chairs, à sa démarche lente, à son ventre souvent gros ; la mélancolie, l'apathie, je dirais presque une sorte d'idiotisme, telle est l'expression de son visage, rarement modifié par les passions. Son cœur se contracte avec peu d'énergie, son pouls est mou, petit ; la circulation abdominale chez lui est lente, difficile, sa poitrine est resserrée, son ventre, au contraire, bouffi, volumineux.

Les habitants des endroits marécageux de la plaine du Forez sont si familiers avec la fièvre, qu'ils interrompent à peine leurs travaux quand ils en sont affectés. C'est avec une indifférence entière qu'ils s'abandonnent à ses atteintes ; ses suites ont reçu chez eux le nom expressif de *traîne*. Cette traîne, grâce à leur apathie, non-seulement se prolonge pendant des mois entiers, mais encore se conserve assez souvent jusqu'à l'automne de l'année suivante, époque à laquelle, sous l'influence des mêmes modificateurs, apparaît une nouvelle maladie, plus sérieuse que la première, grâce à la débilité plus grande de l'organisme. C'est bien chez ces individus, minés par les miasmes paludéens, que le physique est l'expression fidèle du moral. Toute leur philosophie est un goût extrême pour les charlatans, une foi aveugle aux vieilles commères, aux sorciers, aux *guérisseurs* de bestiaux, en un mot, à toute cette bande d'ignares, exploitant malheureusement la crédulité publique, sans qu'un gouvernement sage ne vienne suppléer, par une loi énergique, à l'ignorance profonde dans laquelle sont plongées nos populations rurales. Ils ont encore un attachement invincible à leurs habitudes, une résignation inébranlable à leur destinée.

Le tableau que nous venons d'esquisser n'est applicable qu'aux localités subissant à un haut degré l'influence pernicieuse des étangs. Les habitants des bords de la Loire et des principaux centres populeux, de Feurs, notamment, offrent une population qui ne diffère pas, sous le rapport de la constitution physique et de l'état moral, de celle des contrées salubres.

Après avoir considéré les effets continus des effluves sur l'espèce humaine, examinons maintenant leurs effets sur l'espèce animale et voyons ce que dit M. Magne, de la constitution des animaux domestiques obligés d'habiter ces lieux palustres : « Sous l'influence des marais, les *fonctions organiques* languissent, du moins chez tous les animaux des classes supérieures, la digestion est difficile, le chyle est peu réparateur, le sang pauvre, aqueux et la lymphe abondante; l'assimilation se fait mal et les tissus sont mous et pâles ; les herbivores ne prennent ni muscles ni graisses et semblent formés exclusivement de tissus blancs, albumineux, ils ont la peau épaisse, rude, les productions cornées très-développées, et la viande fade, peu nutritive. Depuis le dessèchement des marais de la Charente, la chair des bœufs de ce pays a un grain plus fin; elle est plus courte, plus savoureuse, nourrit mieux et se conserve davantage.

« *Les fonctions animales* sont peu actives sous l'influence des marais; la sensibilité est peu développée, les contractions musculaires sont faibles, les mouvements lents, difficiles ; les animaux qui vivent dans les pays à marécages ont une constitution faible, débile; toutes les causes de maladie les influencent; ils sont souvent affectés d'enzooties et d'épizooties. »

EFFETS PATHOLOGIQUES DES EFFLUVES.

Quàm multæ pecudum pestes!
VIRG. GÉORG. (1)

Après ces considérations générales sur les effets assez saisissables des marais, effets que nous pourrions appeler *physiologiques,* si cette expression pouvait trouver place ici ; nous allons chercher à expliquer de quelle manière les effluves peuvent agir sur l'économie ; nous rechercherons ensuite les *effets pathologiques* produits par cet agent.

(1) Autant qu'on voit de flots se briser sur les mers,
Autant dans un troupeau règnent de maux divers.
DELILLE. ♦

Mode d'action du ferment paludéen dans l'organisme.

Nous pensons avec Delafond que, dès que le ferment paludéen a été absorbé, il pénètre dans le sang qui le charrie dans le torrent circulatoire et le distribue ainsi à tous les points de l'organisme. Les premières parties de l'économie qui paraissent en ressentir l'influence sont le sang et le système nerveux. Nous avons déjà fait remarquer, dans le chapitre traitant de la *nature des effluves,* que le produit résultant de la fermentation végéto-animale des marais était éminemment putrescible. Or, cet agent, pour être absorbé, étant mis en contact avec le sang, liquide composé de principes organiques, tels que l'albumine et la fibrine, très-facilement putrescibles, ne doit-il pas être le premier altéré par le ferment paludéen qui circule et qu'il charrie avec lui ? Nous croyons pouvoir l'admettre, vu que la maladie que ce ferment engendre, dans l'immense majorité des cas, est la fièvre charbonneuse, que le sang recueilli se montre altéré, et qu'il reproduit chez un animal parfaitement sain, n'ayant point été exposé à l'influence des miasmes paludéens, et auquel il aura été inoculé, la même maladie dont était affecté l'animal d'où il provient. Du reste, les lésions générales que laisse la fièvre charbonneuse dans l'organisme, les pétéchies, les épanchements sanguins existant dans les organes les plus vasculaires, tels que le foie, la rate surtout, le poumon, les muqueuses intestinales, les ganglions lymphatiques, le cœur, etc., la faible coagulation du sang, la facile décomposition putride des solides et surtout des liquides, ne démontrent-ils pas également que le ferment a agi sur le sang et a déterminé une altération septique de ce fluide? Nous ne connaissons le mode d'action de l'agent paludéen sur l'ensemble du système nerveux que par les nombreux et graves troubles de l'innervation que présentent les animaux, dès le début de l'affection.

Analyse de la théorie de M. Ancelon.

Le docteur Ancelon a donné une théorie nouvelle sur la différence des effets des effluves; ces derniers ont des degrés dans la puissance morbifique suivant l'âge ou la durée de la dilution du miasme. Les observations de ce praticien ont été faites dans les marais de la Seille, qui sont alternativement cultivés et inondés. Les effluves qui proviennent d'une seule année de dilution sont rares et moins mûrs; de là, affections légères, fièvres intermittentes bornées à l'homme; les effluves, élevées à la deuxième puissance, par deux années de dilution dans l'eau stagnante, produisent des pyréxies typhoémiques dans l'homme et dans le cheval, enfin les effluves, élevés à la troisième puissance, après une période triennale de dilution, occasionnent des affections charbonneuses qui menacent en général l'homme et les animaux et atteignent, en particulier, les grands ruminants.

Après ces données sur la nature des effluves, M. Ancelon explique, par la théorie que nous allons rapporter, leur mode d'action qui diffère suivant les classes d'animaux qu'ils atteignent :

« A. — Plus délicate et recouverte d'un épithélium plus délié dans l'espèce humaine, la muqueuse olfactive et ses dépendances buccho-bronchiques communiquent plus rapidement, plus directement aux nerfs cérébraux leurs impressions.

La même muqueuse, chez les herbivores, est protégé par un épithélium dense, solide, et en quelque sorte corné sur un très-petit nombre de points ; elle est médiocrement humide chez le cheval, mais considérablement lubréfiée dans la race bovine, où le corps de Jacobson est extrêmement développé. Il existe, quant à l'étendue, une grande différence entre les sinus frontaux, sphénoïdaux, maxillaires de l'homme, ceux du cheval et ceux des grands ruminants ; ces sinus présentent, dans les derniers surtout, de vastes surfaces, lesquelles toutefois sont bien moins en rapport avec l'air extérieur que celles des sinus humains.

« B. — Le miasme paludéen est donc principalement absorbé par la muqueuse pituitaire, peu étendue chez l'homme, immense chez les grands herbivores ; par les muqueuses buccales, broncho-trachéales, dont les surfaces, d'étendue variable, doivent être prises en considération. S'adresse-t-il à chacune de ces surfaces absorbantes en particulier, suivant la puissance à laquelle il peut être momentanément élevé ?

« C. — L'homme, né pour la culture, le développement, le perfectionnement de son intelligence, possède un cerveau énorme, auquel sont annexés des organes respiratoires et digestifs de médiocre étendue ; le cheval dont la destinée est de courir, a de vastes poumons, un tube digestif d'étendue moyenne et peu de cervelle ; dans les grands ruminants, au contraire, tout étant sacrifié aux organes essentiels de la nutrition, le cerveau et le poumon sont relativement peu volumineux, mais le système nerveux ganglionnaire jouit d'une prodigieuse activité. »

De ces principes, il en résulte que les phénomènes de l'intermittence appartiennent à l'homme ; qu'ils sont le résultat de l'action des effluves marécageux, bornée au centre, au tronc, aux branches nerveuses de la vie de relation. Dans la fièvre cardiaque pernicieuse, par exemple, le pneumo-

gastrique est influencé sur un de ses points principaux de la
même manière que l'ouïe est spécifiquement troublée par le
sulfate de quinine, dont l'action se localise sur quelqu'un
des points de l'encéphale.

Les miasmes, élevés à la deuxième puissance, produisent
la typhoémie ; on observe des phénomènes dont le trisplanchnique est seul comptable. Les fonctions végétatives
sont troublées ; l'encéphale sans être affecté lui-même primitivement, perçoit, par l'intermédiaire des ganglions ophtal-
miques, sphéno-palatins, des sensations étranges inouïes,
quelquefois douloureuses, cause du supplice fantasmagorique
des typhoïdiens. Et malgré ces désordres dans l'espèce humaine, la fièvre n'est jamais franchement continue, si ce
n'est dans les cas extrêmes où le cerveau a perdu toute influence de direction. Ces mêmes effluves donnent lieu à des
affections ou maladies du sang qui attaquent le bétail en
général et le cheval plus particulièrement.

On remarque, au début, chez quelques animaux, des
symptômes qui appartiennent aux maladies gastro-intesti-
nales, probablement dûs au trouble fonctionnel, aux souffrances du système nerveux ganglionnaire ; l'on trouve le
tube digestif rempli de résidus alimentaires mal élaborés.

Les ruminants semblent plus particulièrement destinés à
servir de proie aux affections septiques et charbonneuses
occasionnées par les effluves élevés à la troisième puissance.
La cause immédiate de ces affections s'explique par le mode
d'activité toute spéciale du tube digestif et la susceptibilité
du trisplanchnique qui en est le mobile. Les effluves, assez
puissants pour déterminer dans l'espèce humaine la fièvre
intermittente pernicieuse ou la typhohémie, dans le cheval,
la typhose, provoquent dans les ruminants le charbon et le
sang de rate, maladies septiques qui tuent les animaux en
peu d'heures.

De tout ce qui précède, on arrive, d'après M. Viaud, aux
conclusions suivantes :

1° Qu'il y a une frappante analogie entre les fièvres intermittentes, la typhohémie paludeuse (fièvre typhoïde entérite folliculeuse, dothiénentérie pour beaucoup d'observateurs superficiels) et les maladies charbonneuses ;

2° Que ces trois affections reconnaissent pour cause unique, capitale, l'effluve des marais ;

3° Que l'espèce humaine, les chevaux et les ruminants présentent à l'observation des différences pathologiques qui s'expliquent par leur organisation.

L'influence des effluves varie, d'après ce que nous venons de voir, suivant les espèces animales.

Nous allons nous occuper un instant de l'étiologie de quelques affections dues les unes aux effluves, les autres à l'humidité où à la végétation des pays marécageux. Nous nous sommes, pour plusieurs de ces questions, fortement inspiré des articles correspondants du dictionnaire de MM. Bouley et Reynal.

DE LA FIÈVRE INTERMITTENTE.

La fièvre intermittente si fréquente chez l'homme, pour lequel elle est endémique dans certaines contrées, dans la plaine du Forez notamment, est assez rare chez nos animaux. Des observations d'une pyréxie à accès entrecoupés par un état de santé et de calme apparent ne manquent cependant pas pour l'espèce chevaline. Ces faits ont été recueillis sur différents points du globe par d'habiles praticiens. Déjà Ruini parlait de cette affection et plus tard Lancisi l'a signalée. Vers la fin du siècle dernier, Kesting donna la relation authentique d'un cas de fièvre intermittente chez le cheval. Au commencement de ce siècle, Waldinger rencontra à l'Institut vétérinaire de Vienne des cas de ce genre; la pyréxie était bien marquée, mais le silence des auteurs vétérinaires à ce sujet l'engagèrent à garder une prudente réserve.

Si nous nous arrêtons aux observations positives, exposées avec détail, il est difficile, pour ne pas dire impossible, de méconnaître le type fébrile intermittent dans les cas décrits par Pozzi, Mislei et Bertocchi en Italie ; Liégard, Rodet, Damoiseau, Clichy, Reboul, Lautour, Blanc, en France ; Spinola, Hering, Rudloff, Corber, Meke, Flothmann, Frey, Dressler, Rolling, Hertwig, en Allemagne ; Macculloch, en Angleterre ; Delwart et Legrain en Belgique ; Hamont en Egypte ; Boudin en Algérie ; Borcherdt, aux État-Unis. Lessona dit avoir souvent observé la fièvre intermittente en Sardaigne, sur les chevaux, l'espèce bovine et les chiens ; d'après Gleghorne et Dupuy, les moutons y seraient fort prédisposés. Ienisch dit l'avoir observée sur le porc ; Hildreth, en Amérique, sur les chiens ; Blaise sur les mêmes animaux en Algérie, et enfin Czermak dit l'avoir vue sur les chiens et même sur le singe. Deux observations émanant de l'école de Zurich viennent encore confirmer l'existence de cette affection. Burnard dit avoir vu à Arracan, parmi les chevaux de la cavalerie anglaise, des épizooties de fièvres intermittentes ; Gralam a observé le même fait dans le Deccan, contrées toutes deux empestées par la malaria. Royston rapporte que les fièvres tierces attaquent les chevaux qui paissent dans les marais du Cambridshire. Quelle autre signification peut-on attribuer aux cinq cents moutons que Dupuy a vu périr avec les symptômes de la fièvre intermittente pour avoir pâturé dans les marais.

Lafore n'a-t-il pas aussi considéré les affections charbonneuses comme étant des fièvres intermittentes pernicieuses ? Lessona, dont nous avons parlé plus haut, affirme que la malaria ne détermine pas toujours des formes charbonneuses, mais qu'elle provoque aussi des intermittences analogues à celle de l'homme, et pour émettre cette opinion, il

se fonde sur une longue expérience acquise en Sardaigne et
à l'école de Turin.

Tous ces noms d'auteurs, tous ces faits, ne sont-ils pas
éloquents et ne semblent-ils pas revêtir le cachet d'authenticité qui donne la conviction? D'après ce que nous venons
de dire, il nous semble tout naturel d'admettre des idées qui
ont des faits pour base.

Disons cependant que dans les contrées marécageuses de
la France, les fièvres intermittentes enzootiques sont inconnues et les sporadiques assez rares ; la malaria y provoque ordinairement les affections charbonneuses. La cause
essentielle de la fièvre intermittente serait donc, à peu de
chose près, la cause de la fièvre charbonneuse.

DES AFFECTIONS CARBUNCULAIRES.

Les maladies virulentes par leur fréquence et leur gra-
vité, méritent d'occuper une large place dans le cadre de la
pathologie comparée. Soit qu'on les considère sous le rapport de la forme qu'elles affectent, soit qu'on les envisage
sous le rapport des pertes qu'elles occasionnent à l'agriculture, soit qu'on les examine sous le point de vue de l'hygiène publique, de la police sanitaire et de leur transmission
à l'homme, elles offrent pour l'étude un sujet des plus vastes
et des plus intéressants de la médecine comparée.

On désigne sous le nom de *charbon,* un groupe de maladies générales, essentiellement contagieuses, de nature
toujours identique, mais se présentant extérieurement sous
des formes diverses dépendant de l'espèce affectée.

Le *charbon* est une affection qui consiste dans une altération spéciale et primitive des éléments organiques du sang. Cette dénomination lui a été donnée à cause de la couleur noire que revêtent les tissus, dans les régions du corps où cette maladie se localise. Le charbon est particulier aux herbivores, plus fréquent chez le bœuf et le mouton que chez le cheval, il est encore particulier aux oiseaux et à l'espèce porcine ; il est transmissible par inoculation, non-seulement aux animaux de la même espèce, mais encore aux différentes espèces de l'échelle animale, sans en excepter l'homme, et apparaît principalement pendant et après les chaleurs de l'été, ainsi qu'au commencement de l'automne. Cette déplorable affection sévit indistinctement sur les animaux de tout âge, sur les animaux gras, vigoureux, pléthoriques et sur ceux qui sont maigres, faibles et languissants. La maladie charbonneuse résiste souvent aux moyens thérapeutiques les plus actifs, et cause çà et là des pertes si nombreuses, qu'elle plonge les localités où elle exerce ses ravages dans la désolation.

Dii, talem terris avertite pestem (1).
VIRG. GÉORG.

Dans tous les villages où elle existe, cette maladie devient fréquemment, pour toutes les maladies ordinaires, une complication grave, sous l'influence de laquelle de simples accidents, différents par leur nature, deviennent souvent mortels. Sans nous arrêter à la description des épidémies charbonneuses qui ont, depuis les temps les plus reculés jusqu'à nos jours, dévasté non-seulement notre territoire, mais celui des différentes parties du monde, nous allons de suite aborder l'étiologie marécageuse de cette terrible affection.

(1) A la terre, grands dieux, épargnez ce fléau.
DELILLE.

Malgré les nombreuses recherches qui ont été faites avec soin et sagacité par des observateurs sérieux, une certaine obscurité plane encore sur les causes qui donnent naissance aux maladies charbonneuses. Nous venons aussi prendre part à cette difficulté et appuyer de toute notre force les auteurs partisans de l'étiologie marécageuse, avec lesquels nous nous rangeons. C'est bien ici que trouve son application l'ancien aphorisme : « *Quot homines, tot sententiæ.* »

Étiologie des maladies charbonneuses.

Sous les titres : d'influence de la température, du sol, les auteurs ont toujours décrit indirectement l'action énergique du miasme paludéen dans la génèse du charbon.

De l'influence de la température. — L'organisme ressent souvent les changements hygrométriques et thermométriques de l'atmosphère qui, dans de certaines circonstances, le disposent à contracter le *charbon*. D'assez nombreux auteurs ont remarqué la coïncidence de l'apparition de cette maladie, à l'époque de l'automne, avec l'humidité et des brouillards persistants. (Goux, de Lot-et-Garonne). L'air chaud et humide, une température orageuse, des alternatives de chaleurs brûlantes et de pluies d'orages sont encore des conditions au milieu desquelles le charbon se développe. (Verheyen). L'histoire des épizooties charbonneuses qui, depuis des siècles, ont sévi sur les animaux domestiques, ne démontre-t-elle pas que c'est dans les années surtout où, à une saison pluvieuse, a succédé sans transition une saison très-chaude, qu'elles ont régné ?

Aujourd'hui encore n'est-ce pas pendant la chaleur des mois de juillet et d'août que l'on voit le charbon sévir plus particulièrement dans les départements du Sud-Ouest, du Midi, du Centre et de l'Est, à cette époque où, sous l'influence de chaleurs excessives et prolongées, les rivières, les étangs se dessèchent, les sources se tarissent et le sol se couvre de crevasses ?

De l'influence du sol. — L'économie est influencée par les terrains argileux ou argilo-calcaires, comme elle l'est par les terrains marécageux ; l'action exercée par ces différents genres de terrains ne diffère que par une activité ou une intensité moins grande ; dans le premier cas, elle est moins évidente, mais l'action finale est la même. Cette similitude d'effets s'explique par la constitution même du sol argileux et argilo-calcaire. En effet, on sait que les terres argileuses mettent obstacle à la filtration des eaux. Lors même que celles-ci ne séjournent pas à la surface de la terre, elles l'imbibent, la pénètrent et la rendent humide à la superficie et dans les couches les plus profondes ; souvent même, comme le fait observer avec raison M. Rivière, cité dans le travail de Verheyen, il arrive « que la couche arable, de nature calcaire, n'ayant que quelques centimètres d'épaisseur, se laisse facilement pénétrer par les eaux de pluie, lesquelles, parvenues à la couche argileuse, compacte, sont arrêtées, y séjournent pour former une sorte de marais intérieur. Ces eaux, comme celles que contient la couche végétale, tiennent en macération et en dissolution une foule d'animaux et végétaux ; ces débris par l'action de la chaleur se décomposent, entrent en fermentation, s'évaporent avec l'eau qui les tient en suspension et se répandent dans l'atmosphère sous formes d'effluves ou d'émanations moins humides, moins aqueuses, si l'on peut ainsi dire, mais aussi délétères que celles des étangs. »

Ces remarques pleines de justesse, sont très-intéressantes ; elles jettent une lumière nouvelle sur l'étiologie encore si obscure des maladies charbonneuses ; elles démontrent les puissants effets du sol sur leur développement; elles tendent, en outre, à établir ce fait important : que les terrains, sans qu'ils paraissent marécageux, peuvent donner naissance aux mêmes affections que celles qui sont la conséquence des effluves.

Ces considérations sont suffisantes pour faire ressortir l'importance des études géologiques dans l'étiologie des maladies enzootiques et épizootiques, et particulièrement des maladies charbonneuses.

Influence des étangs et des marais. — L'histoire des épizooties prouve que l'action des émanations marécageuses n'est pas moins funeste aux animaux qu'aux hommes. Des pluies abondantes tombèrent en 1812; des inondations eurent lieu ; elles furent suivies de chaleurs excessives : ces modifications donnèrent aux habitants de la France méridionale, des fièvres intermittentes dangereuses, et en même temps, aux environs d'Arles et près d'un marais, une épizootie fit périr plus de 100,000 brebis.

Toutes les localités qui présentent la réunion de ces deux conditions : évaporation d'eaux marécageuses et température élevée et qui déterminent des fièvres intermittentes chez l'homme, produisent des épizooties dont la marche est toujours continue. Bailly disait que les nécropsies démontrent chez les uns et les autres les mêmes altérations, des désorganisations analogues. Les États Romains qui, pendant l'automne et l'été, sont en proie à la fièvre produite par les marais, ont été ravagés souvent par des épizooties meurtrières. Lancisi, trouve à l'ouverture des cadavres, les mêmes lésions de tissus que l'on a rencontrées chez les Italiens morts de fièvres intermittentes. La même analogie s'est montrée en Hongrie, à La Rochelle, au port Saint-Louis, à la Guadeloupe, à Saint-Dominique, en Egypte, dans le Roussillon, en Auvergne et dans le Milanais. Partout où une grande chaleur agit sur des eaux marécageuses, les hommes sont saisis par la fièvre intermittente et les animaux affectés de fièvre charbonneuse.

C'est un fait curieux que la coïncidence des fièvres intermittentes et d'épizooties qui s'est montrée en 1812 dans le territoire d'Arles, près d'un marais voisin du Rhône. Bailly déduit de ces faits la loi suivante : « Là où les hommes ont des fièvres intermittentes à la suite desquelles on trouve des altérations organiques bien déterminées, les animaux sont atteints de maladies inflammatoires continues, qui désorganisent les viscères de la même manière que les pyréxies à exaspération périodique. »

L'influence des étangs nous est démontrée par l'histoire des maladies charbonneuses ; c'est, en effet, dans les contrées où ils occupent une large surface, qu'on observe le plus communément ces affections dangereuses. N'est-ce pas dans les pays exposés aux inondations, où les eaux stagnent à la surface du sol, dans les localités enfin, où les animaux s'abreuvent de boissons fétides fournies par des mares croupissantes, que ces maladies exercent leurs plus grands ravages ?

La Sologne ne voit-elle pas assez souvent ses étables désertes, sous l'influence de l'épidémie charbonneuse ; la Bresse n'en connaît-elle pas les ravages et la plaine du Forez n'a-t-elle pas été assez souvent témoin des désastres causés par le génie carbunculaire qui semait çà et là la mort parmi les animaux que nourrissait son sol ? Les départements de l'Allier, de la Nièvre, du Lot, de la Garonne, de la Gironde, de la Meurthe, de la Moselle, de la Charente, ainsi que plusieurs autres qui bordent la mer, et qui tous, possèdent un nombre plus ou moins grand d'étangs ou de marais, n'ont-ils pas été à différentes reprises le théâtre d'épidémies charbonneuses, qui ont jeté le deuil dans ces différentes provinces ?

Ce fait général se remarque non-seulement en France,

mais encore dans divers pays de l'Europe, comme l'ont prouvé les écrits de certains vétérinaires distingués, à la tête desquels nous citons Verheyen.

La transhumance a même été adoptée dans plusieurs pays, pendant les chaleurs de l'été, pour soustraire les animaux à l'action des miasmes des marais, tant est grande l'influence des marécages sur la production du *charbon*. En Corse, les gardiens émigrent avec leurs troupeaux dans les montagnes élevées, dès le commencement des chaleurs, instruits qu'ils sont par l'expérience. S'ils ne prenaient pas cette précaution, le charbon atteindrait la presque totalité des animaux.

C'est, en effet, pendant les fortes chaleurs, aux mois de juillet, d'août, de septembre, que les étangs et les marais se dessèchent, que les pays de marécages sont le plus malsains et que le charbon s'observe plus particulièrement.

Le docteur Ancelon (de Dieuze), auteur d'une relation très-intéressante sur les maladies qui regnent dans les environs du grand étang de Lindre (Meurthe), a consigné dans son travail *(Annales de méd. vét.*, 1854) cette remarque curieuse, que les maladies charbonneuses ne s'observent qu'exceptionnellement dans l'année qui correspond à la mise en eau des étangs, qu'elles sont très-communes dans la période de la mise à sec. M. Dupont, praticien distingué, a fait la même remarque sur les marais des landes de Bordeaux.

MM. Renaud et Reynal semblent partager cette opinion, ainsi que le prouve le passage suivant : « Quoi qu'il en soit de la nature intime des effluves, des principes qui leur communiquent les propriétés délétères qu'ils possèdent, leur action sur les êtres organisés est des plus manifestes; elle s'étend à tout, aux plantes, aux hommes et aux animaux. Ces derniers surtout, subissent des modifications profondes, radicales, d'où résultent pour les uns des prédispositions aux fièvres paludéennes, pour les autres des aptitudes à con-

tracter le *charbon* et d'autres maladies multiformes ayant
avec les affections carbunculaires un air de parenté et une
grande ressemblance. »

Nous ne sommes pas de ceux qui nient radicalement les
opinions des autres; loin de nous de semblables pensées,
nous les respectons, mais nous ne craignons pas de dire ce
que nous pensons ; aussi avouons-nous franchement que
notre opinion bien arrêtée, c'est que, dans la plaine du
Forez du moins, les affections carbunculaires sont dues au
ferment paludéen.

Examen des lésions cadavériques. — Comme nous voulons nous efforcer de prouver, du moins autant qu'il nous
sera possible, que le charbon est une maladie paludéenne, effluvienne, nous sommes obligé de parler des
lésions que l'on rencontre ordinairement. Nous décrirons
simplement les lésions que nous avons constatées dans
les autopsies qu'il nous a été donné de faire. Après
avoir décrit les lésions, *de visu*, des différents organes de
l'économie, nous émettrons, nous aussi, notre hypothèse sur
l'état du sang. Disons, au préalable, que les lésions sont
nombreuses. Ce qui frappe d'abord, c'est la rapidité avec
laquelle le cadavre se putréfie; quelques heures après la
mort, il s'est développé dans l'intérieur de l'abdomen des
gaz qui l'ont distendu et ont amené un ballonnement considérable. Le rectum s'est alors renversé par suite de la
distension de la cavité abdominale et a formé une tumeur
crépitante, verdâtre, ce qui témoigne de la fermentation
putride. En effet, le cadavre répand l'odeur de la putréfaction, et cela d'autant plus vite, bien entendu, que l'air
est plus chaud. On remarque sous la peau une infiltration
sanguine qui s'étend assez loin. En mettant à découvert les
tumeurs charbonneuses on voit qu'elles sont plus ou moins
profondes. Les infiltrations sanguines sous-cutanées apparaissent sous la forme de larges taches brunâtres, d'ecchy-

moses d'une teinte foncée, violacée au centre et jaunâtre
à la périphérie. Le tissu conjonctif présente un aspect
gélatiniforme, brillant, et laisse suinter un liquide éminemment putrescible. Les tissus qui composent les tumeurs
charbonneuses sont dégénérées, et offrent une teinte brunâtre, noirâtre, d'où précisément le nom de charbon. Ces
tumeurs sont infiltrées d'une sérosité rougeâtre que, sur une
coupe pratiquée, on voit s'écouler sous forme d'un liquide
brunâtre. Les parties périphériques sont aussi envahies par
l'inflammation. La tumeur est brunâtre à son centre ; mais à
mesure que l'on s'éloigne de celui-ci, cette teinte se déco-
lore graduellement pour arriver au rouge, puis au rouge
pâle, et reprendre peu à peu la teinte physiologique des tissus
sains. Les tumeurs charbonneuses sont plus ou moins profondes ; elles peuvent n'intéresser que le tissu conjonctif ;
elles peuvent aussi pénétrer dans l'intérieur des muscles ou
dans leurs interstices en s'étendant plus ou moins loin. Les
muscles ainsi envahis sont brunâtres, peu consistants, ra-
mollis, se réduisent facilement en bouillie et répandent
une odeur infecte. Les parties saines des muscles offrent, au
contraire, leur aspect normal, et l'apparence d'une chair
belle et bonne. Il n'y a pas que les muscles, la peau, le tissu
conjonctif qui puissent être envahis. Ainsi, lorsqu'on ouvre
la cavité abdominale, on voit sur le péritoine de vastes
ecchymoses provenant d'hémorrhagies, de ruptures de petits
vaisseaux capillaires, produites sous l'influence des altérations occasionnées par les modifications qu'a éprouvées le
sang des animaux malades ; ces lésions donnent au péritoine
un aspect marbré. Dans l'intestin on trouve çà et là des
hémorrhagies ; le sang s'est épanché à la surface de la muqueuse intestinale ; il est à demi coagulé, diffluent, poisseux ;
plus ou moins mélangé à du mucus ou à des matières alimentaires. Après avoir, par le lavage, débarrassé l'intestin
des matières qui le recouvrent, on trouve quelquefois que
sa muqueuse a éprouvé des modifications partielles, qu'elle

est parsemée d'éshares gangréneuses, restant adhérentes à
sa surface. Le foie est souvent hypertrophié, a pris un
aspect comme cuit, offre une teinte plus foncée, est devenu
peu consistant et s'écrase facilement sous la pression digi-
tale. Souvent aussi la rate est hypertrophiée ; elle offre
quelquefois un volume énorme, deux, trois et même quatre
fois plus considérable qu'à l'état normal, son tissu a une
teinte foncée noirâtre ; sa surface est bosselée, irrégulière ;
ces bosselures sont séparées par des interstices lisses, son
parenchyme est complétement détruit, un véritable caillot a
pris la place de la pulpe splénique. Si l'on incise la rate, il
s'en échappe un sang noirâtre, épais, poisseux, irisé à sa
surface et se putréfiant très-rapidement. Les reins sont aussi
hypertrophiés, s'écrasent facilement sous la pression et se
trouvent parfois réduits en un putrillage infect. Quelquefois
on observe une inflammation de la vessie et même des organes génitaux.

Dans la poitrine, on rencontre les lésions suivantes : les
poumons sont plus ou moins congestionnés, offrent une teinte
brunâtre, quelquefois verdâtre par place et répandent une
odeur infecte. Lorsqu'on les incise, il s'en échappe un sang
noirâtre et bulleux, répandant une très-mauvaise odeur. Le
cœur est hypertrophié, ramolli, distendu par du sang
poisseux, formant des caillots mollasses. On aperçoit des
ecchymoses sur sa séreuse extérieure : il y a aussi des
ecchymoses sous l'endocarde, surtout dans les cavités droites,
près du point d'insertion des cordages des valvules auriculo-
ventriculaires. A la face interne des veines, se trouvent des
suffusions sanguines, des phlebites partielles qui de même
existent à la face interne des artères ; ce sont des artérites.

Pris sur un sujet charbonneux vivant, le sang est noirâtre,
épais ou plutôt poisseux. Suivant M. Reynal, il est plus
dense que dans l'état normal. On le trouve moins riche en
fibrine ; d'après M. Clément, il y aurait une diminution des
deux tiers environ. Les globules sanguins sont ratatinés,

à bords déchirés ou dentelés ; les rouges sont relativement moins abondants que les blancs. On constate enfin des productions cryptogamiques successivement étudiées par Pallender, Brauelle, Fuchs, Liessering, Delafond et Davaine. Cette lésion qui est, entre toutes, la plus importante à connaître, se rencontre surtout quand la maladie est avancée, et s'observe encore après la mort de l'animal.

De l'infecto-contagion. — Il est probable que ces êtres microscopiques ne pénètrent pas dans le sang sous la forme de baguettes (état sous lequel on les rencontre), mais qu'ils y entrent sous la forme de pseudo-vibrions infiniment petits, pouvant jouer le rôle d'agents de la fermentation putride. Ces corps visibles seulement à un grossissement de 1.500 diamètres, peuvent amener l'altération du sang à la suite d'inoculation, alors que le microscope ne découvre pas encore de bactéries. Il va sans dire que ces baguettes diffèrent des bactéries trouvées dans le sang d'animaux atteints de fièvre pétéchiale ou dans la simple septicohémie.

Lorsqu'il est au contact de l'air, le sang d'un animal charbonneux se décompose, les bactéries disparaissent et sont remplacées par de véritables vibrions. Quoique la microscopie ne sache encore distinguer qu'imparfaitement les leptothrix du charbon de ceux de la septicohémie et autres maladies antracoïdes, on peut pourtant sans trop de circonspection s'en rapporter à un récent travail sur ce sujet, publié par Bollinger.

D'après ce savant, les bactéries provenant d'animaux (morts ou vivants), sont des corps articulés, formés de cellules arrondies et disposées en forme de chapelet. Quelquefois ces cellules constituantes sont isolées et elles forment alors les germes des bactéries (1).

1) Le dessin ci-joint, que nous devons à l'habile crayon de notre ami, M. Billiet, représente des bactéries charbonneuses.

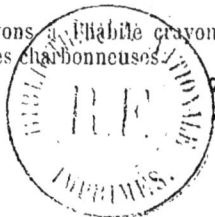

Les agents de l'infection charbonneuse appartiennent, d'après ce même auteur, à ce groupe d'organismes désignés sous le nom de schizomycètes qui se rapprochent davantage du règne végétal que du règne animal.

Sous la forme de baguettes, les bactéries sont en nombre prodigieux, dans le sang d'animaux atteints de charbon ; M. Davaine, n'en a pas rencontré moins de 8 à 10 millions dans une goutte de sang.

Disons enfin que ce qui prouve d'une manière péremptoire la nature parasitaire du charbon, ce sont les tentatives d'inoculations faites avec du sang provenant de fœtus trouvés dans la matrice d'animaux charbonneux et qui sont toujours restées infructueuses.

Nous arrivons à une question fort délicate, souvent controversée, qui, jusqu'à ce jour, n'a pu être élucidée ; nous voulons parler de la spontanéïté des affections charbonneuses. Le terrain sur lequel nous sommes est brûlant, et certainement nous n'oserions point l'aborder si nous n'y étions vivement sollicité par des faits d'une éloquence persuasive.

Près de Feurs, il existe une ferme importante, éloignée des étangs, dans laquelle le charbon sévissait annuellement. En vain on cherchait la cause de la maladie qui dévastait son étable, lorsque, après avoir défoncé le sol, travaux ordonnés par notre père, on trouva un grand fossé oublié depuis longtemps qui autrefois avait dû livrer passage aux égoûts. Dès qu'on eût détruit ce fossé, rempli d'une abondante fange que recouvrait une mince couche d'eau croupie, d'où émanaient des exhalaisons funestes, les affections carbunculaires qui décimaient chaque année les animaux habitant cette écurie, disparurent complétement. Les émanations qui s'en dégageaient étaient si actives, que la fièvre charbonneuse ne se contentant plus d'attaquer les ruminants, fit encore périr deux solipèdes logés dans le même local. Dans ce cas, il était impossible de faire entrer

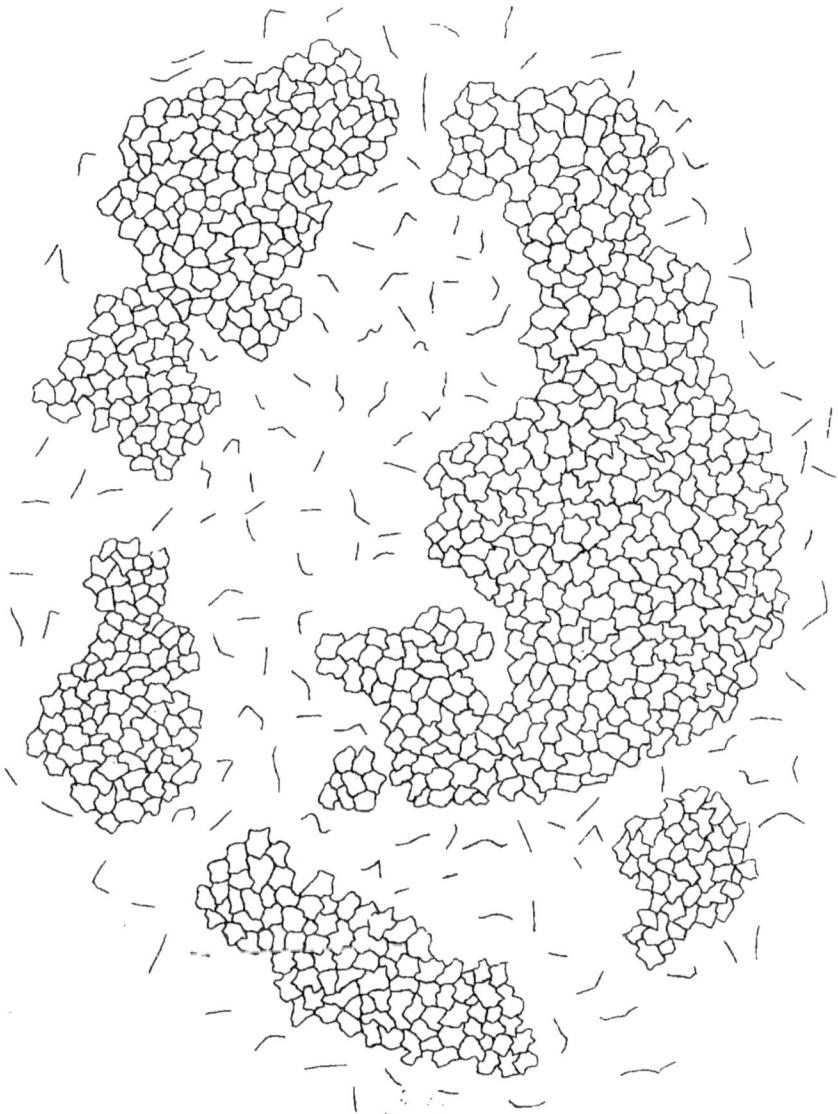

Parcelles d'un caillot provenant du sang d'un mouton mort d'une maladie
charbonneuse. (sang de rate)

Les globules sanguins, devenus agglutinatifs sont réunis par amas ou îlôts
irréguliers. Les bactéridies qui occupent les intervalles sont droites ou courbées;
les plus courtes sont à peine visibles; les plus longues ne dépassent pas deux
centièmes de millimètre.

la contagion en ligne de compte, attendu que, dans les environs on ne constate que fort rarement le charbon.

Vers le milieu de septembre 1874, nous accompagnâmes
notre père, mandé à Montchal, pour constater la mort subite
d'une vache. Nous fîmes nous-même l'autopsie, qui nous mon-
tra une fois de plus toutes les lésions de la fièvre charbonneuse. La ferme à laquelle appartenait cette bête était située
en montagnes, et nous nous demandâmes un instant quelle
pouvait être, dans ce lieu élevé, la cause d'une maladie qui
n'était ni dans cette commune, ni dans les villages environ-
nants. Aucun étang, aucune mare d'une certaine étendue
n'avoisinait cette habitation rurale. Par les nombreux renseignements que nous demandâmes, nous parvînmes à savoir
que tous les prés dont disposait le fermier et où allaient
journellement paître ses bêtes, étaient si humides, que leurs
membres s'y enfonçaient jusqu'à la partie moyenne du mé-
tacarpe. Une chèvre et une vache avaient déjà succombé
aussi rapidement avant la mort de celle dont l'autopsie faisait l'objet de notre voyage. Remarquons qu'aucun animal
n'avait été importé dans la ferme depuis dix mois. On nous
dit de plus que cette ferme est tellement discréditée dans
l'opinion publique, à cause de la fièvre charbonneuse qui
sévit chaque année sur une partie du bétail, parfois même
sur la totalité, qu'un grand nombre de personnes craignent
d'en entreprendre l'exploitation. Le fermier nous a avoué
que, pour cette raison, il ne payait que la moitié de la valeur réelle du fermage. Il a ajouté que son prédécesseur avait
délaissé la ferme au bout de deux ans, abandonnant son
travail au propriétaire, parce que pendant cet espace de
temps, son bétail avait été deux fois entièrement décimé.
Les habitants de cette commune, dans laquelle le charbon
est fort rare, connaissent si bien l'influence de cette propriété sur les animaux qui l'habitent, qu'ils voulaient empêcher au fermier d'exposer ses bêtes en vente sur les
champs de foire. Nous avons été à même d'observer plu-

sieurs cas analogues, que nous ne rapporterons point ici, car cela nous mènerait trop loin et pour lesquels des renseignements de ce genre nous ont été fournis par les propriétaires.

Assez souvent notre père a été appelé pour constater le charbon dans des fermes situées sur les côteaux qui avoisinent notre plaine, ou dans les montagnes qui l'entourent. Il a observé que, quand le charbon sévissait dans des fermes isolées, les prés ou paissaient les animaux étaient très-humides et situés au fond des vallons.

La périodicité de cette maladie, qui apparaît chaque année à l'époque de la fièvre intermittente, ne nous engage-t-elle pas à croire qu'elle est due, comme cette dernière, aux miasmes paludéens? Pourquoi, lorsque le charbon sévit presque d'une manière enzootique dans notre plaine, le voit-on toujours apparaître en premier lieu dans les fermes environnées d'étangs?

Pourquoi voit-on des fermes marécageuses, séparées les unes des autres par des distances de 8, 10 et même 15 kilomètres, atteintes par la maladie carbunculaire, tandis qu'entre elles se trouvent des fermes salubres qui sont indemnes de l'affection?

Ces faits, certes, ne peuvent guère être commentés en faveur de la contagion; le pathologiste qui les lira sans parti pris, y trouvera, il nous semble, des arguments sérieux en faveur de la spontanéité.

Nous appuyant sur l'observation de notre père, qui exerce la médecine vétérinaire depuis trente ans, qui a autant si ce n'est plus, d'expériences sur cette question que beaucoup d'autres, nous appuyant encore sur des cas que nous avons nous-même observés, nous avouons franchement notre croyance à la spontanéité du charbon qui, dès son développement, est susceptible de se propager par virus fixe, peut-être même par virus volatil.

Tout en respectant les opinions diverses qui ont été

émises à ce sujet, nous restons fidèlement dans l'idée que nous nous sommes faite de l'étiologie des affections carbunculaires, jusqu'à ce qu'on soit venu nous convaincre suffisamment de la non spontanéité de cette maladie ; alors nous abjurerons volontiers notre erreur, si toutefois c'en est une.

DE LA MAMMITE.

La vache, chez laquelle l'homme est parvenu à rendre la lactation à peu près permanente, est quelquefois atteinte d'une affection nommée *mammite, mastoïte* ou *mastite;* c'est une maladie inflammatoire, souvent fort grave par ces conséquences, et à laquelle est assez fréquemment exposée cette femelle domestique.

Les mamelles sont des glandes en grappes, chargées de sécréter le lait. Chez la vache, les mamelles dont l'ensemble porte le nom de pis, sont inguinales, au nombre de quatre, deux de chaque côté et portent chacune un mamelon ou trayon. Les quatres glandes mammaires sont réunies en une masse commune assez forte, qui, chez les vaches bonnes laitières acquiert un développement anormal. Les glandes mammaires sont composées : 1° D'une *enveloppe fibreuse;* 2° d'un *tissu glandulaire;* 3° de *sinus* ou réservoirs galactophores, de canaux excréteurs proprement dits, ou les conduits du mamelon.

M. Saint-Cyr, dans son *Traité d'Obstétrique*, décrit trois sortes de mammites, division basée sur l'inflammation des différentes parties de la mamelle. Il appelle *mammite catarrhale*, celle qui consiste dans une inflammation de la muqueuse des trayons et des sinus galactophores, *mammite*

phlegmoneuse, celle dont le mal siége dans le tissus conjonctif de la glande, encore appelée *mammite interstitielle*,
quand c'est le tissu conjonctif réunissant entre eux les *acini*
de la glande qui est malade ; enfin le tissu propre de la
glande, les *culs de sacs glandulaires*, dont la réunion forme
les *acini* peuvent être enflammés, ce qui constitue la
mammite parenchymateuse. Les terminaisons de la mammite
sont la *résolution*, *l'atrophie* de la glande, l'induration, la
suppuration, la gangrène qui peut être circonscrite ou
diffuse. La mammite est une affection commune dans les
parties marécageuses de notre plaine, et sans être due aux
émanations paludéennes, elle peut être attribuée aux étangs,
par la végétation qu'ils produisent, ainsi que nous allons
essayer de le démontrer.

Lorsque des principes étrangers sont introduits dans le
sang, l'activité des organes sécréteurs redouble pour en
déterminer l'évacuation, et comme nous savons que les
glandes mammaires destinées à la sécrétion lactée sont
aussi une puissante voie d'élimination pour les poisons, nous
sommes conduit à nous demander si certaines plantes marécageuses contenant un suc vénéneux ne seraient pas, par
leur ingestion, une cause occasionnelle et même détermi-
nante de mammite ? Nous sommes fortement agité d'un senti-
ment affirmatif, et nous allons énumérer brièvement les
raisons sur lesquelles nous nous appuyons.

Les étangs produisent une végétation active, composée de
plantes diverses, toutes peu substantielles, et un certain
nombre même nuisibles, que les animaux dédaignent d'abord,
mais qu'ils mangent ensuite, poussés qu'ils sont par une
faim avide. Une quantité innombrable de plantes vénéneu-
ses appartenant à différentes familles, habitent les lieux marécageux. Pour ne pas nous égarer dans de trop longs détails
qui nous éloigneraient de notre sujet, nous ne parlerons que
des renonculacées et encore nous contenterons-nous de citer
seulement quelques-unes des plantes qui appartiennent à

cette famille et que l'on rencontre journellement dans les lieux que nous venons d'indiquer. On y trouve le *ranunculus aquatilis (la renoncule aquatique), le ranunculus aconitifolius (la renoncule à feuille d'aconit), le ranunculus flammula (la renoncule flammette)* ; les animaux n'aiment pas cette plante, mais ses feuilles et ses rameaux dressés, se mêlant à l'herbe des pâturages, il leur est souvent difficile de l'éviter ; on y trouve encore le *ranunculus acris (la renoncule âcre), le ranonculus repens (la renoncule rampante), le ranunculus scelerate (la renoncule scélérate).* L'épithète de *scélérate* et de *mort aux vaches,* qu'on donne vulgairement à cette dernière plante, disent assez ses propriétés toxiques ; nous citerons encore le *caltha palutris,* les *ananthœ phellandrium, peucedanifolia* et *fistulosa,* ainsi que le *colchique,* et une multitude d'autres plantes nuisibles appartenant à d'autres familles et qui croissent dans les lieux inondés et fangeux, dans les mares, sur le bord des étangs, dans les prés marécageux.

Ille venena Colchica tractavit.
HORACE.

Toutes ces plantes contiennent, d'après Krap, un principe volatile, âcre ou brûlant, qui n'est ni acide ni alcalin et que la dessication ou décoction détruisent. Il est plus ou moins dangereux pour les animaux qui en consomment une certaine quantité. Ce principe est absorbé lors de la digestion intestinale, puis est mélangé au sang qui le répand dans toute l'économie d'où il s'échappe par les différentes sécrétions, qui augmentent d'activité pour hâter son élimination. Une des principales sécrétions par lesquelles s'échappe le poison est la *sécrétion mammaire;* or, est-il impossible de croire que cet agent, lors de son passage, produit une irritation de la muqueuse des canaux galactophores, inflammation qui peut ensuite se généra-

liser dans toute la glande. Non, pour nous, c'est là certainement, dans nos pays du moins, une des causes oc-
casionnelles les plus fréquentes, sinon la plus fréquente.
Notons que c'est vers la fin du printemps que cette affection est la plus commune, époque à laquelle les plantes, que
nous avons désignées plus haut sont encore jeunes et fraîches et possèdent toutes leurs propriétés funestes.

En 1814, Bardy, de Brassas (département du Tarn),
adressa à Rainard, alors professeur à l'École de Lyon, la
relation d'une épizootie de mammites ; presque toutes les
bêtes qui en étaient atteintes mourraient. On ne put attribuer
cette maladie qu'à l'usage des renoncules qui étaient très-
abondantes dans les prés que fréquentaient les vaches. Les
habitants âgés de la localité assurèrent à Bardy, que la
maladie dont il s'agit, se montrait constamment dans les
années où cette plante était abondante dans les pâturages,
à la sortie de l'hiver, alors que les vaches sont avides de
verdure. Depuis cette époque, personne n'a ramené, sur le
théâtre de la discussion, cette opinion, dont fervent parti-
san, nous nous faisons le champion aujourd'hui. Peut-être
nous accusera-t-on de prétentions, en voyant un jeune praticien se prononcer aussi catégoriquement que nous le faisons ici ? mais qu'il nous soit permis de dire que nous avons
déjà suivi de près un certain nombre de cas, se présentant
dans ces circonstances; ajoutons, pour nous couvrir encore
d'un fort bouclier, que nous nous appuyons sur la longue
pratique et sérieuse observation d'un père, qui attribue la
mammite dans les parties marécageuses de notre plaine, où
elle est parfois presque épizootique, aux mêmes causes que
nous avons énoncées. Notons encore que le refroidissement
produit sur la mamelle par le contact de l'eau, lors de la
dépaissance, ainsi que le frottement produit à la surface de
cet organe par les roseaux et une multitude d'autres plantes
à tiges rugueuses, sont encore deux causes qui aident la
première et augmentent la fréquence de la mammite dans les

parties marécageuses de notre plaine, où elle est si commune dans la belle saison, tandis qu'elle est assez rare dans les parties salubres.

DE L'OPHTHALMIE INTERMITTENTE OU FLUXION PÉRIODIQUE DES YEUX.

Cette maladie consiste dans une inflammation du globe oculaire, bientôt suivie de lésions graves des parties internes de l'œil, se montrant par accès plus ou moins rapprochés et se terminant presque toujours par la perte de la vision. La partie la plus intéressante de cette maladie est sans contredit l'étiologie, vu les désordres irrémédiables qu'elle engendre fatalement ; on a cependant signalé quelques cas de guérisons, même spontanées ; mais hâtons-nous d'ajouter, que ces guérisons ont été excessivement rares. Ce n'est donc qu'en connaissant bien les causes qui font naître cette affection et en soustrayant les animaux à leur action, qu'on peut espérer diminuer les pertes considérables qu'elle occasionne. Les causes de la fluxion périodique sont divisées en *prédisposantes* et *déterminantes*. L'hérédité est sans doute la plus fréquemment invoquée des causes déterminantes ; parmi les prédisposantes, on invoque ici les *fourrages*, là le *sol*, ailleurs *l'état de l'atmosphère* ; mais en définitive, c'est le même agent qui exerce son action dans les trois causes énumérées : c'est l'*humidité*. Nous allons passer en revue ces différentes causes prédisposantes.

On a observé depuis longtemps que les chevaux élevés dans les localités argileuses et humides sont assez fréquemment atteints d'ophthalmies intermittentes. On a dit que les chevaux de race noble n'étaient pas atteints par la fluxion

périodique, et cela, à cause de leur tempérament sanguin ;
mais il ne faut pas croire que cette sorte d'immunité réside
seule dans leur tempérament, elle dépend principalement
de la nature du sol sur lequel vivent ces animaux et de la
manière dont ils ont été élevés. Le cheval de sang est élevé
sur un sol calcaire où à l'écurie, et c'est là qu'il puise le
tempérament énergique qu'il possède et qui lui permet de
résister davantage aux causes efficientes des maladies ; tandis que l'autre, né et élevé sur un sol marécageux, où il
éprouve tous les effets d'une atmosphère humide, est d'une
texture plus grossière et d'une résistance moindre ; sur lui,
par conséquent, l'influence pathogénique exercera facilement
son empire. Que cette influence du sol s'exerce par l'humidité dont l'atmosphère est imprégnée, ou par la nature des
plantes qu'elle offre à l'alimentation, ou peut-être par les
miasmes paludéens, dans tous les cas, elle est depuis longtemps démontrée par l'expérience. Que l'on transporte, en
effet, dans des pays salubres des chevaux prédisposés à cette
affection par les lieux où ils ont vécu, ils ne contracteront
que rarement la fluxion périodique ; mais que l'on transporte sur un sol argileux et humide des chevaux non prédisposés, ils pourront être atteints de fluxions périodiques. Les
expériences suivantes, rapportées par M. Girard fils, ap-
puyeront ce que nous venons de dire ; elles étaient basées
sur le fait d'observation pratique que nous allons mentionner.

Le gouvernement désirant s'éclairer sur l'influence que
le climat ou les localités peuvent exercer sur le développement de la fluxion périodique, institua des expériences dans
lesquelles des poulains de race navarrine furent transportés
dans le Limousin, et réciproquement, des poulains limousins
transportés dans la plaine de Tarbes. « La fluxion périodique
est très-rare à Tarbès, puisque sur deux cents navarrins
élevés à ce dépôt, depuis 1808 jusqu'en 1819, deux seulement en ont été atteints, quoique les parents de plusieurs
d'entre eux fussent fluxionnaires. La même maladie est,

au contraire, ainsi que le démontre l'expérience, très-commune à Pompadour. »

Or, voici quel fut le résultat de cette première expérimentation. « La maladie, à Tarbes, attaqua cinq limousins sur neuf; de dix navarrins transportés à Pompadour, cinq en furent également atteints. » Sur dix navarrins, cinq étant devenus fluxionnaires à Pompadour, tandis que sur deux cents élevés à Tarbes, depuis 1808 jusqu'en 1819, deux seulement avaient contracté la maladie; on doit admettre qu'elle est due à l'influence de la localité; aussi est-ce cette conclusion que M. de Bonneval tira de ces faits. Les chevaux limousins transportés à Tarbes contractèrent la maladie qu'ils possédaient à l'état latent, soit par hérédité, soit par l'influence du pays qui les avait vu naître, imprégnés qu'ils étaient encore d'effluves ou d'humidité. Il en est de même de certaines personnes, qui ont continuellement habité un pays marécageux et qui, lorsqu'elles vont porter leurs pénates ailleurs, dans un lieu salubre, contractent la fièvre intermittente, leur économie étant saturée par les miasmes paludéens. Les chevaux navarrins, ne possédant aucune prédisposition (on doit du moins le croire, d'après les renseignements que nous avons donnés plus haut), contractèrent la fluxion périodique, par suite de l'insalubrité du lieu.

En 1817, vingt poulains d'un an furent achetés dans le Limousin , et pareil nombre à Tarbes; dix navarrins furent envoyés à Tarbes et dix navarrins à Pompadour; en sorte que, dans chaque établissement, il est resté dix poulains indigènes. Des vingt poulains attribués à Pompadour, cinq limousins et cinq navarrins furent envoyés à Larivière, *pays bas et humide*, les autres à Maraval où l'exposition et la nature du sol sont différentes. Il en est résulté qu'un seul limousin est devenu fluxionnaire à Tarbes ; à Pompadour, cinq poulains ont été atteints de la maladie, savoir : un limousin et quatre navarrins, *tous à Larivière et pas un seul à Maraval.* Cet exemple est frappant, puisque, malgré que les poulains limousins fussent prédisposés par l'hérédité, la saturation d'humidité, ou peut-être les miasmes dont leur économie avait été pénétrée dans leur pays, un seul contracta, sous le climat de Tarbes, la fluxion périodique; tandis que sur les dix navarrins, *animaux non prédisposés* envoyés à Pompadour, quatre furent atteints de cette affection, et ce qui prouve bien que dans un même pays toutes les localités n'ont pas la même influence, c'est que sur dix chevaux, dont cinq envoyés à Maraval, pays salubre, et cinq (un limousin et quatre navarrins) envoyés à Larivière, foyer d'émanations paludéennes, localité familiarisée avec la fièvre intermittente; tous les chevaux envoyés dans cette station contractèrent l'ophthalmie intermittente. Tout le monde médical vétérinaire connaît la funeste influence des contrées marécageuses sur le développement de la fluxion périodique des yeux.

Vers la fin de l'année, les pluies réitérées de l'automne remplissent les étangs, qui alors occupent tout l'espace de terrain qui leur est destiné; mais lorsque le soleil de l'été darde la terre de ses rayons brûlants, la quantité d'eau qui la recouvre diminue peu à peu et finit même par disparaître quelquefois presque complètement. De l'humidité, de l'influence de la haute température atmosphérique et du contact de l'air résulte alors une fermentation d'où se dégagent des miasmes paludéens dont l'effet ordinaire est d'exercer sur l'économie en général et sur les organes de la vision en particulier, une action spéciale qui fait que l'ophthalmie périodique revêt dans ces localités un caractère parfois enzootique.

Personne ne conteste aujourd'hui que c'est dans les contrées marécageuses que les cas d'ophthalmie périodique se montrent les plus nombreux; les observations de chaque jour appuient cette assertion. En France, par exemple, les chevaux des deux Charentes, de certaines parties de la Bretagne et de l'Anjou, de la Franche-Comté, à l'étranger, ceux de

la Sardaigne, ceux élevés dans les marais de la Hollande,
de la Belgique, du Mecklembourg, dans les provinces basses de la Prusse et de l'Autriche, en sont le plus fréquemment atteints. Dans son ensemble, le Cantal n'est pas très-
affligé de cette maladie, mais si l'on descend dans la vallée
de la Cère qui le traverse, d'Aurillac à Vic, et qui est cons-
tammeut voilée par les brouillards, on voit presque tous les
chevaux perdre la vue. Ce qui prouve évidemment l'influence
pernicieuse des marécages sur le développement de cette
maladie, ce sont les renseignements puisés par M. Reynal
sur les lieux mêmes, ainsi que les documents recueillis par
l'administration des Haras et d'après lesquels il résulte que
les cas d'ophthalmie périodique diminuent à mesure que les
travaux d'assainissement et de dessèchement des marais s'é-
tendent davantage. Dans la Bresse, où des travaux d'assainissement nombreux ont été exécutés, quoique encore insuffisants, le nombre des animaux fluxionnaires diminue. Ainsi,
en 1836-1837, il était d'environ un tiers des chevaux, soit
333 sur 1,000 ; mais en 1862, il n'était plus que de 100 sur
1,000. C'est ce qui a engagé le docteur Maynenc à considérer
chez le cheval l'ophthalmie périodique des yeux, comme une
fièvre intermittente. A propos de cette opinion, je rappellerai
qu'il a souvent suffi dans une commune de soustraire les
animaux à l'action de certaines prairies basses, exposées
aux brouillards et de les faire paître dans un pré limitrophe,
mais plus élevé, pour les préserver de cette trop malheureuse affection ; tout comme il suffit à des personnes d'habiter
un mamelon situé au sein d'une plaine marécageuse pour
être à l'abri de la fièvre intermittente ou à Rome d'habiter
un premier étage pour n'avoir pas à craindre les funestes
effets de la fièvre pernicieuse qui décime les personnes qui
habitent le rez-de-chaussée. M. Dard parle d'une prairie,
située sur le bord de la Saône, près de Châlon, dont la
constitution du sol a été modifiée par la stagnation des eaux,
et dit que presque tous les chevaux qui paissent dans ce lieu

y contractent la fluxion périodique. M. Bonin cite un fait qu'il a remarqué dans le Bocage de la Vendée : une prairie immergée par les égouts de la ville donne presque sûrement naissance à cette même affection. De tout ce que nous venons de dire nous en concluons, d'accord avec beaucoup de vétérinaires, que les pays marécageux sont, par excellence, les lieux de naissance de la fluxion périodique, qui, en France, attaque malheureusement, chaque année, un trop grand nombre de sujets.

DE L'AVORTEMEET ÉPIZOOTIQUE.

On désigne sous le nom d'avortement un accident qui consiste dans l'expulsion en dehors de la matrice d'un fœtus qui n'a pas encore acquis un développement assez complet pour qu'il puisse vivre de sa propre vie.

Désigné en médecine humaine sous les noms de blessures, fausse couche (*abortus*), l'avortement portait autrefois différents noms, suivant l'époque à laquelle il avait lieu. Ainsi dans les premiers jours de la conception, Aristote l'appelait effluxion, après le quarantième jour, c'était pour lui l'avortement proprement dit. Aujourd'hui on ne reconnaît pas cette division et on lui conserve cette dernière dénomination. L'avortement diffère de l'accouchement prématuré; dans ce dernier, le produit de la conception sort prématurément, il est vrai, mais à une époque où ses organes ont acquis assez de perfection pour qu'ils puissent continuer à vivre hors du sein maternel. Dans l'avortement, au contraire, le produit est déjà mort avant son expulsion, ou est fatalement condamné à mourir, le développement trop incomplet de son organisme ne lui permettant pas de se soutenir dans le monde extérieur. On confondrait volontiers, dans la pratique, l'accouchement prématuré avec l'avortement, surtout lorsqu'il a été déterminé par une des causes provocatrices et que les fœtus viennent morts ou mourants.

L'avortement se divise en avortement sporadique et en avortement enzootique.

L'avortement est dit enzootique, lorsqu'il apparaît sur un certain nombre de femelles de la même ferme, d'une même localité ; il se montre assez souvent sur la jument et la brebis ; c'est surtout chez la vache qu'il revêt ce caractère.

Lorsque l'avortement sévit sur un grand nombre de femelles domestiques, il constitue un des plus terribles fléaux que l'industrie agricole ait à redouter, car non-seulement il occasionne la perte des produits sur lesquels le cultivateur fondait ses plus légitimes espérances, mais encore il fait courir de grands dangers aux femelles qui en sont victimes. L'avortement diminue, de plus, considérablement la valeur des femelles, puisqu'on croit généralement que lorsqu'un premier accident de ce genre a eu lieu, il se répète facilement. Il n'est pas rare que l'avortement laisse après lui une surexcitation du système génital, qui se traduit par un état de rut presque continuel et l'impossibilité de fécondation. En d'autres termes, les femelles qui ont avorté deviennent facilement nymphomanes. En un mot, cet accident attaquant la production animale, la compromet dans le passé, dans le présent et dans l'avenir.

Nous aurions cru avoir laissé une lacune dans notre cadre pathologique, si cet accident n'avait trouvé sa place ici.

N'est-il pas de la plus haute importance de rechercher les causes de cet accident que l'on voit quelquefois dans nos plaines, afin de le prévenir, si toutefois possibilité il y a. Il n'est pas de la puissance de l'homme de prévenir son apparition ou d'empêcher son retour ; il en est de cet accident comme d'un certain nombre d'affections, qui entravent trop souvent l'agriculture. Une foule de causes ont été invoquées pour la genèse de l'avortement, quelques-unes mêmes sont banales ; nous ne mentionnerons que celles auxquelles nous croyons attribuer cet accident, dans notre pays du moins.

L'alimentation insuffisante que produisent certains pays marécageux doit jouer un certain rôle dans l'avortement épizootique. En effet, la femelle en état de gestation doit non-seulement suffire à son propre entretien, mais encore au développement du jeune sujet greffé sur les parois de sa matrice, lequel se constitue de toutes pièces au dépens du sang qu'il reçoit de la mère. Il est donc nécessaire, comme le dit M. Bouley, pour que ces phénomènes s'accomplissent intégralement, que le fluide dans lequel sont puisés les matériaux de cette double nutrition, soit renouvelé proportionnellement aux nécessités de l'entretien de l'organisme maternel et aux exigences de l'être qui est en voie de formation ; autrement tous les deux pâtissent, et le plus faible succombe : d'où l'avortement.

L'infection de l'air par les miasmes provenant de la décomposition des matières organiques, doit jouer, selon nous, un rôle majeur dans cet accident. Les miasmes mêlés à l'air font pénétrer dans le sang des animaux, par l'acte de la respiration, un principe nuisible, qui peut ne pas produire momentanément des effets très-appréciables sur l'organisme de la mère, mais qui exerce sur celui du fœtus une influence délétère.

Gellé dit : L'air vicié par les émanations insalubres, comme celui que respirent les animaux dans les étables malsaines, déterminent une véritable intoxication. Ces miasmes mortels introduits dans le torrent circulatoire de la mère et transmis au fœtus par la circulation placentaire, le frappent de mort par leur action longtemps continuée ; s'ils se bornent à produire l'avortement, c'est que la mère a plus d'énergie vitale que le jeune sujet en voie de développement et qu'elle est moins impressionnable aux causes nuisibles.

Les effluves qui se dégagent des étangs, des mares, des flaques d'eaux croupissantes, les brouillards épais des prairies basses et humides, qui en contiennent en suspension une certaine quantité; les miasmes qui proviennent des cadavres en putréfaction, toutes ces causes agissent fortement sur la santé des femelles pleines, et exercent des effets très-nuisibles sur le produit de la conception.

Lorsque les animaux s'abreuvent habituellement à des mares d'eau corrompue, les matières septiques peuvent encore, par le mécanisme de l'absorption intestinale, pénétrer dans l'appareil circulatoire.

Peu importe par quelle voie les effluves pénètrent dans l'organisme, ils se mélangent au sang et ont, sur les femelles en état de gestation, un même mode d'action.

D'autres causes, même nombreuses, peuvent agir dans le même but, mais ce qui nous paraît confirmer l'opinion que nous nous sommes faite sur l'étiologie de cet accident, c'est que, dans notre pays, on ne le constate ordinairement que dans les fermes marécageuses. Il est rare, en effet, de l'observer dans les fermes situées dans les parties salubres de notre plaine. L'avortement doit-il être attribué aux effluves ou à la végétation des terres marécageuses? C'est ce que nous ne savons pas.

Nous croyons toutefois que les effluves contribuent grandement au développement de ces accidents, et que l'alimentation y a aussi une grande part. Dans tous les cas, nous nous bornerons à la constatation du fait, qui nous permet de penser que l'assainissement serait un bon moyen de prévenir cette affection.

DE LA CACHÉXIE AQUEUSE.

Cette maladie s'observe ordinairement chez le mouton, quelquefois chez le bœuf, plus rarement chez la chèvre. C'est une affection parasitaire caractérisée par la présence dans les canaux hépatiques de distômes (*distomum hepaticum lanceolatum.*) Cette affection règne soit à l'état sporadique, soit à l'état enzootique; elle constitue, dans ce dernier cas, une véritable épizootie et cause à l'agriculture des pertes très-considérables, capables d'ébranler la fortune agricole. Dans le territoire d'Arles, au siècle dernier, la cachéxie aqueuse a déterminé, selon M. Davaine, la mort de trois cent mille moutons; dans le département de l'Aveyron, elle a fait périr presque tous les animaux de l'espèce ovine. De 1829 à 1830, alors qu'elle sévissait dans le département de la Meuse, la cachexie aqueuse a fait périr cinq mille bœufs sur vingt-cinq mille qui composaient la population bovine de l'arrondissement de Montmédy et sur quarante-cinq mille animaux de l'espèce ovine que possédait également cet arrondissement, vingt-cinq mille ont disparu. M. Rochard cite des pertes analogues dans la Côte-d'Or. Dans le Gâtinois et le Berry, Delafond a très-bien étudié cette maladie; elle a causé de très-grandes pertes. Dans tous les pays où elle se montre, elle produit des effets déplorables.

La cachéxie aqueuse est une affection propre aux pays marécageux, aux lieux humides, ainsi qu'il est facile de le voir par l'étiologie que nous allons développer.

Les distômes, dont la présence dans le foie détermine la cachéxie aqueuse, appartiennent à la classe des trématoïdes.

Puisque nous sommes certain que cette maladie est due à la présence de ces distômes dans les canaux biliaires, l'étiologie pourrait être réduite à la question de savoir comment ces helminthes, dont la genèse est entourée d'obscurité, arrivent de l'intérieur dans le foie.

Le distôme donne d'abord naissance à un œuf qui, arrivé dans le tube digestif, se transforme en un embryon très-petit, couvert de cils, d'apparence infusiforme. Cet embryon peut vivre un très-long temps dans l'eau, où il est rejeté par les excréments; dans son intérieur, il y aurait une cellule. Dans ce milieu aqueux, l'embryon ne se développe pas, il faut qu'il devienne parasite. Rencontrant un hôte à sa convenance (mollusques, escargots, larves), il s'attache à son corps, perce la peau, s'introduit dans ses tissus, s'y fixe et s'y développe. L'embryon cilié se détruit et il ne reste que la cellule, qui grandit, s'allonge et prend la forme d'un sac rempli de liquide. En un point de sa surface existe une sorte de ventouse qui sert à l'alimentation.

Dans l'intérieur de ce sac, on voit bientôt pousser des petits bourgeons qui se développent peu à peu et deviennent libres; ce sont les cercaires; le sac est appelé sporocyte. La forme des cercaires rappelle de loin celle des douves. Enfin, le sac éclate et les nouveaux éléments abandonnent l'hôte qui les hébergeaient. Dans le monde extérieur, ces cercaires libres sont encore des animaux aquatiques dont l'organisation rappelle de près celle du têtard. Les cercaires sont abondants dans certaines eaux croupissantes auxquelles elles prêtent une couleur verte. Alors, ils ne possèdent jamais d'organes génitaux; il faut, pour qu'ils les possèdent, qu'ils redeviennent parasites. On prétend que certains cercaires passent de nouveau par des mollusques qui sont déglutis par un vertébré. Il paraît que certains deviennent parasites de végétaux et d'autres d'animaux. Tous n'ont pas besoin de devenir parasites des ordres inférieurs, ils peuvent être déglutis avec les liquides par des mammifères, dans les canaux biliaires desquels ils se fixent et complètent leur organisation pour se reproduire ; ainsi s'effectue la vie des distômes.

De nombreux faits militent en faveur de l'étiologie que nous venons de développer. Dupuy rapporte le fait de cinq cents moutons qui paissaient dans une prairie séparée en deux parties par un ruisseau ; la partie située au-delà du petit cours d'eau était marécageuse. On remarqua alors que tous les moutons qui avaient traversé le ruisseau avaient contracté la cachéxie aqueuse, tandis que tous ceux qui étaient restés en deça étaient sains. Ces animaux étaient tombés malades, non parce qu'ils avaient mangé là de l'herbe de mauvaise qualité, mais parce qu'ils y ont trouvé les germes des douves. M. Davaine rapporte qu'un fermier anglais qui avait dans sa bergerie vingt-six moutons, en mena vingt à la foire ; n'ayant pas trouvé à les vendre, il les ramena tous chez lui. Peu de temps après, les vingt moutons qui avaient été déplacés contractèrent la cachéxie, tandis que les six autres restèrent indemnes. Il cite encore le fait suivant : un cultivateur menait vingt moutons à la foire, l'un d'eux se cassa la jambe à peu de distance de la ferme ; on le rapporta aussitôt à la bergerie. Pendant ce temps-là, les autres moutons se mirent à paître près du ruisseau de la route, et tous, moins celui qui avait eu la fracture, contractèrent la cachéxie.

On voit, d'après l'étiologie à laquelle nous venons de rattacher la cachéxie aqueuse, que l'assainissement des terrains marécageux raréfierait considérablement l'apparition de cette maladie, dont l'agriculture ressent malheureusement que trop souvent les funestes effets.

Il existe encore plusieurs maladies que nous ne ferons que mentionner, tels sont les œdèmes froids qui attaquent l'abdomen et les extrémités inférieures des ruminants : la goutte, la scrofulose et le rachitisme du porc, ainsi que le choléra de volaille.

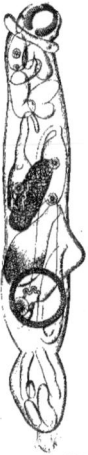

SPOROCYSTE du DISTOMA echinatum

très-grossi.

CERCAIRE du DISTOMA retusum

très-grossi.

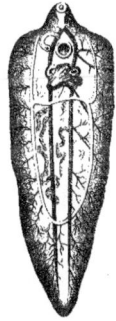

DISTOME HEPATIQUE

A propos de cette dernière maladie, j'ai cru de quelque utilité d'intercaler l'observation suivante :

« Jusqu'à nos jours, tous les moyens thérapeutiques ont échoué contre le choléra de la volaille, maladie terrible par les pertes qu'elle occasionne, et si redoutable par sa propagation qu'une foule de causes concourent à effectuer. C'est en vain, disent les auteurs vétérinaires qui se sont occupés du traitement de cette affection, que l'on a eu recours au vin de quinquina (1 centilitre par volaille), aux boissons de même nature, aux boissons acidulées avec le vinaigre, l'acide sulfurique, l'eau de Rabel, ou rendues purgatives par l'addition de sulfate de soude, de bi-carbonate de soude, de tartrate de potasse (30 gr. par litre d'eau), au sel marin, au souscarbonate de fer associés aux aliments ; jamais, paraît-il, on a obtenu la moindre amélioration des malades soumis à ces traitements ; la mort est survenue aussi bien chez les volailles traitées que chez celles qui avait été abandonnées à elles-mêmes.

« Comme chacun, obéissant à sa conscience et commandé par la déontologie médicale, doit s'efforcer de faire progresser la science, j'ai cru qu'il était de mon devoir d'apporter ma petite obole, en publiant le traitement que j'ai tenté et qui jusqu'à maintenant m'a réussi. Voici dans quelle circonstance j'ai eu l'idée d'innover cette médication :

« Vers la fin de l'année 1876, j'eus à traiter, chez M. le marquis de Vivens, un nombreux troupeau de beaux dindons, aux nuances fort variées, où venait de sévir le choléra, cette malheureuse affection dont les ravages si manifestes font la désolation des fermes dans lesquelles elle apparaît. Après avoir observé attentivement tous les symptômes que présentaient les malades, les avoir analysés et enfin avoir porté un diagnostic certain, j'ordonnai un traitement analogue à ceux qui jusqu'à maintenant ont été préconisés.

« Le traitement que j'avais indiqué fut ponctuellement exécuté pendant plusieurs jours ; mais, malgré tout cela, la mortalité augmentait. En face de l'inefficacité de ces traitements et des épouvantables ravages que faisait cette cruelle affection, je réfléchis aux théories que j'ai émises dans cet ouvrage, et je cherchai à voir dans cette maladie une nature identique à celle des maladies dues à l'*infecto-contagion*. Avant d'avoir une idée bien arrêtée sur la nature de cette maladie, j'étudiai attentivement *de visu* et *au miscrocope* les lésions cadavériques que présentaient les animaux qui avaient succombé; je les rapporterai plus tard, si mes loisirs me permettent de faire une monographie du choléra de la volaille.

« Pénétré profondément des opinions que j'ai agitées, je considérai le choléra de la volaille comme une affection zymotique, c'est-à-dire comme étant le résultat d'un ferment introduit dans l'organisme; aussi me parut-il rationnel d'avoir recours aux meilleurs anti-ferments; je donnai mon choix à l'acide phénique.

« Me trouvant en face d'une affection à marche si rapide et ayant affaire à des animaux dont plusieurs présentaient déjà les symptômes caractéristiques du choléra, il fallait que l'action des médicaments fût énergique et prompte; je résolus de mettre les anti-ferments en contact direct avec le sang. Pour obtenir ce résultat, je me servis d'une petite seringue, à canule à aiguille, au moyen de laquelle j'introduisis dans la jugulaire 0,70 à 0,80 environ d'une solution phéniquée composée ainsi qu'il suit :

« Eau distillée................ 100
« Acide phénique.............. 1

« Je pratiquai, sur chaque animal, avec la même solution, une injection sous-cutanée dans la région de l'aine à la même quantité que précédemment.

« Malgré que je m'abstins d'ordonner la désinfection du poulailler, l'épizootie fut complétement arrêtée; tous mes malades, sans exception, furent guéris; je n'ai eu, jusqu'à maintenant, qu'à me louer de cette médication. »

Le porc, le buffle, les oiseaux aquatiques sont, parmi les animaux, ceux qui résistent le mieux aux effluves. Quelques poissons ne vivent que dans les eaux vives ; ceux mêmes qui supportent le mieux l'influence des eaux stagnantes sont malades, prennent les chairs molles, fades et de mauvais goût, dès que le liquide diminuant se charge de principes nuisibles. Les animaux non acclimatés, ceux qui ont été mal nourris pendant l'hiver souffrent plus de l'influence des marais que ceux qui se trouvent dans des conditions opposées.

Il résulte de tout ce que nous venons de dire que le même agent pathogénique produirait, dans les diverses espèces d'animaux, des maladies bien différentes dans leur nature. On voit même diverses maladies attaquer les animaux d'une même espèce qui vivent dans des régions situées sous des latitudes différentes ; c'est ce que nous avons déjà mentionné en parlant des marais qui existent dans les différentes parties du globe. La nature des effluves est-elle modifiée, et cette modification doit-elle être attribuée aux plantes et aux animaux palustres qui se décomposent dans des marais qui ont une flore et une faune propres aux contrées dans lesquelles ils se trouvent placés ? Nous croyons que la variété des maladies effluviennes doit être attribuée, soit à l'influence du climat, soit à l'idiosyncrasie des individus.

Si nous avons passé sous silence les symptômes, la marche, le diagnostic, pronostic et traitement des maladies dont nous venons d'entretenir un instant le lecteur, c'est que nous n'avons pas eu l'intention de faire une pathologie. Nous avons simplement voulu, par cet opuscule, montrer les fâcheux effets du miasme paludéen, en indiquant son lieu ordinaire de dégagement, son mode d'action sur l'économie et les affections regrettables qu'il engendre. C'est ce que nous avons fait de notre mieux en restant fidèlement dans le cercle restreint que nous nous étions tracé.

Peut-être le vétérinaire, appelé comme nous à exercer la médecine dans un pays marécageux, trouvera-t-il dans ce petit travail, où nous avons rassemblé avec soin tous les documents que nous possédions, des renseignements qui ne lui seront pas tout-à-fait inutiles. Nous le souhaitons et nous nous estimerons heureux si nous avons réussi.

PROPHYLAXIE

La médecine a non-seulement pour but l'étude des maladies et des effets des médicaments sur l'économie, mais elle a encore pour objet l'étude des moyens de préserver les individus et surtout les populations des maladies qui peuvent les assiéger ; c'est, en effet, ce que nous enseigne l'hygiène. Les moyens dont dispose le médecin pour remplir sa mission préservatrice sont : l'hygiène privée pour les individus, l'hygiène publique pour les centres de population et l'hygiène sociologique, quand les moyens peuvent s'étendre à une contrée et dépendent du gouvernement.

Frappé des funestes effets des émanations paludéennes, on a cherché dès la plus haute antiquité à s'y soustraire. Des hommes célèbres, dont la mémoire ne s'effacera jamais et à la tête desquels nous nommerons Hippocrate, Virgile, Végèce, Collumelle, Varron, ont rendu d'éminents services à la médecine et à l'agriculture en faisant connaître les règles générales de l'hygiène et en préconisant les moyens les plus propres à combattre certaines affections générales, à diminuer l'intensité du mal ou à le prévenir. Hippocrate avait ordonné d'allumer de grands feux sur les places publiques et dans les rues des villes où régnait une épidémie. Le conseil du père de

la médecine fut mis à exécution et cet usage passa de l'antiquité jusqu'à nous. Des médecins du commencement de ce
siècle préconisèrent en effet ce moyen. Les anciens, dans les
applications qu'ils ont faites de ce dernier, ont obtenu des
résultats merveilleux qui, certes, ne se sont pas présentés de
nos jours; toutefois, l'épisode suivant, rapporté par M. Montfalcon, semble attester les bons effets des feux allumés dans
les lieux infectés : « Les Français occupaient le Mantouan
et étaient forcés de séjourner au milieu des marais. Bonaparte
parvint à maintenir la santé de son armée en ordonnant
aux soldats de se tenir auprès de grands feux allumés jour et
nuit.» Nous pensons que le calorique est un bon ventilateur,
qu'il est fort utile aux ouvriers et aux soldats que leurs de-
voirs retiennent dans les lieux marécageux, mais nous ne
croyons pas qu'il décompose les émanations paludéennes.

Au moyen-âge, époque d'ignorance et de barbarie, les
règles de l'hygiène furent méconnues, et alors on vit apparaître et régner les nombreuses épizooties décrites par beaucoup d'auteurs et qui exercèrent de terribles ravages sur les
hommes et les animaux. La médecine, qui était tombée entre
les mains des mèges, des devins et des sorciers resta sta-
tionnaire pendant cette longue période. Tous ces ignares
avaient des secrets, des baguettes divinatoires, communi-
quaient soi-disant avec de prétendus esprits et pouvaient, par
mille sortilèges, chasser ou prévenir le mal. Tous ces préservatifs, dont le moindre inconvénient était de ne pas préserver,
étaient suivis par des gens ignorants et trop souvent dupés.
Mais aujourd'hui que l'instruction s'est un peu vulgarisée,
on connaît l'impudence de ces hommes éhontés qui affirment
sans connaître, mentent sans rougir et exposent la santé des
hommes et des animaux pour toucher un salaire mal acquis,
sans que leur souple conscience vienne amonceler les sou-
cis et les remords sur leur front perfide. Malgré les progrès de la civilisation et de l'agriculture, il reste encore
beaucoup à faire pour triompher de l'incurie dans laquelle

se trouvent les populations rurales qu'exploitent une foule de charlatans qui disparaîtront, il faut l'espérer, avec les bienfaits de l'instruction. C'est à nous, médecins et vétérinaires, qui constatons que trop souvent les funestes effets de ces préjugés malheureux, de provoquer du gouvernement, au nom de l'humanité qui nous implore, la répression de l'empirisme.

DE L'HYGIÈNE PRIVÉE

Nous ne nous occuperons point ici de l'hygiène spéciale s'appliquant à l'homme, car se serait sortir du cercle qui nous est tracé. Notre sujet n'implique point une si vaste étude; aussi ne ferons-nous connaître, pour nous conformer à notre programme, que la partie de l'hygiène spéciale applicable aux animaux. Pour donner, à ce point de vue, quelques prescriptions utiles, salutaires, il faut examiner attentivement les habitations des animaux, les aliments et les boissons qu'ils consomment et les soins de propreté qui leur sont donnés. Ces conseils observés ne parviendront sans doute pas à annihiler les déplorables effets des miasmes paludéens, mais ils les rendront moins funestes, moins nombreux.

Des habitations.

Les habitations, dans notre plaine, sont construites contre les règles de l'hygiène. Les écuries, les étables, les bergeries sont basses, humides, mal aérées, assez souvent peu éclairées, infectées par la litière qui se putréfie entièrement sous les pieds des animaux ou par la proximité des fumiers qui croupissent dans une mare formée par les eaux pluviales. Les fumiers sont parfois entassés dans un coin de l'écurie où ils entrent en complète putréfaction. L'intérieur de ces habitations offre assez souvent le plus affreux état de malpropreté. Ces étables sont souvent bâties sur un sol humide où les crapauds ne craignent point de se loger, et il n'est pas rare d'y constater l'absence d'un pavé. Quelquefois une litière peu épaisse, surtout dans les années de disette, protége seule les animaux contre l'humidité dans laquelle ils reposent forcément. Les étables non pavées, celles où on laisse croupir le fumier et les urines et dont les murs sont couverts de gouttelettes, formées par la condensation de la vapeur d'eau contenue dans l'atmosphère, sont très-malsaines et prédisposent les animaux à un grand nombre de maladies, telles que les affections catarrhales des voies respiratoires, les maladies cutanées et rhumatismales, etc. Elles aggravent les maladies chroniques, telles que la phthisie et les plaies peuvent s'y compliquer de gangrène traumatique. Nous croyons qu'il serait facile au cultivateur de diminuer l'insalubrité de ses étables : 1° En creusant autour d'elles des fossés assez profonds pour empêcher l'humidité de pénétrer ; 2° en pavant le sol ; 3° en ouvrant les fenêtres pendant les journées chaudes et principalement celles qui ne regardent pas du côté des étangs ou des mares ; 4° en faisant disparaître toutes les immondices de la cour ; 5° en facilitant l'écoulement des eaux ; 6° en entretenant un peu de propreté ; 7° en ayant soin de badigeonner tous les ans les murs intérieurs avec un lait de chaux ; 8° de ne jamais laisser les fenêtres ouvertes pendant la nuit ; 9° de faire une litière épaisse et sèche afin que les animaux, pendant le décubitus, absorbent moins l'humidité du sol.

De l'alimentation.

Nos animaux doivent, pour résister plus facilement aux effluves, recevoir une bonne alimentation. Les aliments leur seront donc distribués en qualité et en quantité convenables, selon leur âge, leur genre de travail, afin que les matériaux alibiles, qu'ils apportent à leur nutrition, soient en rapport avec les déperditions que peut faire l'économie. Nous recommanderons les farineux et notamment la pomme de terre, genre d'aliments qui nourrissent fort bien. En observant ces conseils, les organes conserveront leur forme, leur énergie, leur activité vitale ; toutes les fonctions s'exécuteront régulièrement et la débilité, qui accable que trop souvent nos animaux, ne viendra pas offrir un accès facile au ferment paludéen.

Des condiments.

Les condiments pouvant offrir un certain intérêt au point de vue de l'alimentation des animaux qui habitent les lieux marécageux, nous allons succinctement indiquer les règles qui doivent présider à leur choix et à leur distribution.

On donne le nom de condiments à des substances sapides, ayant diverses origines, employées en petites quantités, seules ou mélangées aux aliments, dans le but d'activer la nutrition en stimulant l'appétit et en modifiant probablement les qualités du sang. Les condiments donnent de la saveur aux aliments fades, que les animaux, sans cela, ne prendraient

que difficilement. Enfin, ils sont encore employés pour corriger certaines altérations des fourrages. Par l'addition de
ces substances, on excite les animaux à consommer une plus
grande quantité d'aliments. Les condiments sont donc d'une
grande utilité : ils augmentent l'appétit, rendent les aliments
plus excitants, plus nutritifs et activent la digestion. Ici
nous conseillerons les condiments pour neutraliser les effets
d'une alimentation grossière et peu nutritive qui produirait
l'anémie, l'hydrohémie, la cachéxie ; dans ces cas ces substances seraient appelées à restaurer en quelque sorte l'économie considérablement affaiblie.

Pour faciliter l'étude des condiments, on les a divisé en
trois catégories, parfaitement distinctes, qui sont : 1° Les
condiments excitants ; 2° les condiments tempérants ; 3° les
condiments toniques. Notre but n'est point de les passer
tous en revue, cela nous entrainerait trop loin ; nous nous
contenterons de choisir dans cette classe de nombreux
agents utiles, ceux dont l'emploi est le plus universel et dont
le prix minime en permet facilement l'usage.

Le sel marin (Na. Cl.) est un condiment à la fois exci-
tant et tonique, car il a un effet très-complexe sur l'économie. Ce sel est du goût de tous les herbivores : on en as-
saisonne les aliments, qui, sans lui, seraient trop fades. Les
herbivores donnent généralement la préférence au sel en
poudre, ils l'aiment mieux qu'en dissolution. De plus, les
boissons salées peuvent, dans certaines circonstances, présenter des inconvénients. Le sel marin se rencontre dans
toutes les parties de l'organisme et dans tous les produits
de la sécrétion, d'où la nécessité de donner aux animaux
du sel comme condiment. Le sel produit dans l'économie
entière des effets très complexes : il active la digestion quand
celle-ci est ralentie et donne au sang une plus grande plas-
ticité. Dans les conditions ordinaires, il modifie favorable-
ment les qualités de la graisse, rend la chair plus ferme,
excite l'appétit, donne du lustre aux poils et augmente en

quantité tous les produits. Il est d'une importance majeure pour les animaux exposés aux émanations paludéennes, animaux qui presque toujours sont sustentés avec des aliments aqueux. Ce sel ne doit pas être employé en forte proportion, car dans ce cas, il agirait comme fondant, amènerait l'amaigrissement, pervertirait le goût et les animaux pourraient alors contracter le *pica*.

Des boissons.

On donne le nom de boissons aux liquides pris par l'homme et les animaux dans le but d'apaiser leur soif. Les eaux sont les seuls liquides qui servent de boissons aux animaux.

Il n'y a que les eaux douces qui soient potables et ces eaux varient considérablement dans leur composition.

Les eaux vraiment potables contiennent les mêmes éléments dans des proportions peu variables. Nous ne voulons pas nous arrêter à décrire les caractères de l'eau potable, cette étude nous forcerait à entrer dans de trop longs détails, nous dirons seulement qu'on devrait abreuver, surtout pendant les chaleurs de juillet, d'août et de septembre, les bestiaux aux eaux courantes, ou avec l'eau ordinaire d'un puits et non les mener boire dans les étangs ou même dans des mares, que l'on voit placées, pour cet usage, près d'un grand nombre de fermes. Les eaux croupies et fétides sont toujours très-dangereuses et l'on ne parvient jamais à les corriger complétement; elles ont une forte odeur de décomposition, car dans leur intérieur se sont effectuées des fermentations de matières animales ou végétales, et ces fermentations putrides, outre qu'elles renferment des germes septiques, se sont encore opérées aux dépens de l'oxygène de l'air dissous dans l'eau, soustraction indispensable à la fermentation. Ces eaux sont d'une odeur nauséabonde, d'une saveur repoussante, et renferment des éléments microscopiques, qui ingérés peuvent se développer dans le corps et y occasionner des accidents très-graves.

Quelquefois, il arrive que l'eau renferme des sangsues, c'est ce que l'on remarque très-fréquemment en Algérie, où ces animaux deviennent pour les espèces domestiques un véritable fléau ; car, si les bestiaux peuvent éviter les sangsues adultes ou déjà un peu développées, ils ne peuvent éviter les petites, qui en s'arrêtant dans la bouche, ou dans l'arrière bouche, s'y fixent, s'y développent et deviennent fort incommodes. Ces accidents se remarquent fort souvent en Algérie sur les animaux que l'on mène boire dans les mares. M. Tisserant, professeur d'hygiène à l'École vétéri-naire de Lyon, a même trouvé des sangsues dans la bouche de bœufs, venant d'Afrique, bœufs qu'il a vu sur les marchés d'approvisionnement de cette ville.

On a proposé un certain nombre de moyens pour corriger les eaux, mais tous n'ont pas eu d'excellents résultats ; ces moyens ont eu pour point de départ la chimie, science indispensable à la médecine. En effet, il ne suffit pas au médecin et au vétérinaire de connaître les rouages admirables de la machine animale, il faut encore qu'ils connaissent la nature des tissus, des liquides et des gaz qui la composent, et c'est la chimie qui leur fournit les moyens d'arriver à ces connaissances. Mais ces tissus, ces liquides, ces gaz peuvent s'altérer dans le cours de la vie ; c'est encore la chimie qui fournit au médecin les moyens thérapeutiques de les rétablir dans leur état normal. Connaissant l'altération des divers liquides dont nous faisons usage, le médecin peut encore parfois les corriger ou en diminuer l'insalubrité par des filtrations successives ou des mélanges raisonnés.

Nous ne citerons qu'un moyen, qui est très-pratique, c'est celui qui purifie le mieux les eaux altérées, c'est le filtre de charbon de bois ; ce moyen de purification de l'eau est dû aux propriétés absorbantes, désinfectantes et décolorantes bien connues du charbon de bois. Dans un tonneau ordinaire défoncé supérieurement, percé de trous sur son fond, on dispose cinq couches superposées et attenantes de gravier et de charbon. Le tout est ensuite placé au milieu d'une mare, sur quelques pierres servant de piédestal. Le tonneau doit, autant que faire se peut, plonger jusqu'au quart supérieur. L'eau pénètre alors dans l'appareil par les trous pratiqués à sa partie inférieure, traverse les couches désinfectantes et arrive, en vertu du principe bien connu des vases communiquants, à atteindre le même niveau que l'eau de la mare. C'est là, où l'on puisera l'eau pour les besoins économiques. Nous conseillons aussi l'acide sulfurique additionné d'une certaine quantité d'eau, qui forme à bas prix une boisson rafraîchissante ainsi qu'excitante. On emploie une ou deux parties de cet acide pour cent parties d'eau ; cette faible proportion suffit pour produire les effets que l'on veut obtenir. D'après les écrits de Cezard, jeune praticien dont la science déplore la perte, l'acide sulfurique suffisamment étendu et employé en injection sous-cutanées ou intraveineuses, préserverait du charbon et arrêterait même, au début, les funestes effets de cette terrible maladie. Nous pensons que, donné en même quantité dans les boissons, l'acide sulfurique rendrait les mêmes services.

Des soins de propreté.

Les soins de propreté sont trop négligés par nos cultivateurs, généralement apathiques, qui habitent des lieux marécageux. Le pansage devrait être pratiqué, non-seulement pour les animaux de l'espèce chevaline, mais encore pour ceux

de l'espèce bovine. Les animaux régulièrement pansés, ont
la peau souple, perméable; en débarrassant ce tégument
cutané de la poussière qui obstrue ses pores, on le rend plus
apte à exercer ces fonctions éliminatrices. Le pansage
facilite la transpiration cutanée, favorise la disparition des
tumeurs et des engorgements. Il produit, en outre, une excitation qui active la circulation, fait arriver une plus grande
quantité de sang dans les capillaires, et d'où résulte une aug-
mentation de température dans la partie frottée; cette excitation donne plus d'activité à toutes les fonctions, l'appétit
est augmenté par l'effet de l'excitation générale, par le
besoin de réparer les pertes que fait l'économie en transpiration cutanée.

Une précaution qu'on devrait toujours prendre et qui est
généralement méconnue, c'est de faire manger les animaux
avant de les envoyer au pâturage, parce qu'alors la réplétion
du système circulatoire est plus forte et l'absorption du
miasme paludéen est d'autant moindre.

Lorsqu'on enverra de bon matin les animaux aux champs,
on devra les munir d'une couverture.

On ne devrait jamais envoyer les animaux au pâturage
avant le lever du soleil, parce que c'est l'instant le plus
dangereux; c'est à ce moment, que les effluves quittent le
niveau de l'étang, pour s'élever dans l'atmosphère; de même
aussi, on devra les ramener à l'étable avant la nuit, parce
que c'est à cette heure que le ferment paludéen, qui, dans la
journée, s'est élevé dans l'atmosphère avec la vapeur d'eau,
redescend dans les couches inférieures. Tous ces conseils
mis en pratique conjureront parfois les nombreuses affections dont nous sommes que trop souvent témoins.

Hygiène communale.

Cette division nous arrêtera peu, nous nous contenterons de dire que, dans les petites villes, les bourgs et les villages de la plaine du Forez, les maisons sont mal construites, les étages bas, les ouvertures souvent un peu étroites ; une famille nombreuse habite parfois un appartement étroit et un bon nombre d'animaux sont relégués dans une écurie peu spacieuse, où, dans l'un et l'autre cas, la construction est en mésaccord complet avec les règles de l'hygiène. On voit en dehors de ces habitations des amas de fumier, des mares fétides, des rues sans pavé que la pluie a converti en fondrière et dont la fange humide baigne le pied des maisons ; quelquefois on peut constater l'établissement de routoir dans les eaux d'un ruisseau et même dans des eaux stagnantes, qui sont ainsi altérées et d'où s'échappent des émanations dangereuses.

Faire disparaître autant que possible ces nombreux foyers d'intoxication, tel est le devoir de la municipalité de chaque commune.

De l'hygiène sociologique.

Mieux vaut assainir un pays que d'échaffauder un système pénible de prophylaxie. (Michel Lévy).

En effet, les moyens préservatifs que nous venons d'énumérer, ressemblent assez par leur quantité et leur variété à ces divers onguents que conseillent les empiriques pour le pansement d'un pied dont les foyers de suppuration dépendent d'une carie de l'os semi-lunaire. De même qu'il est nécessaire, pour obtenir la guérison du pied malade, d'employer le bistouri et la rainette, afin d'enlever la partie nécrosée, de même aussi, il est nécessaire d'employer de grands moyens pour faire disparaître de la plaine du Forez les fréquentes maladies dont elle est le théâtre et qui sont dues aux nombreux foyers d'intoxication qu'elle possède.

Le dessèchement des marais est peut être le plus grand bienfait qu'attende l'humanité. (Michel Lévy).

Nous ne nous préoccupons pas des droits des possesseurs d'étangs, droits qu'il ne nous appartient point d'examiner et encore moins de juger, cette question est du ressort d'hommes spéciaux livrés aux études de la législation. Certains agronomes ont dit que, même dans les plus mauvais pays, les étangs cultivés rapportaient toujours davantage ou du moins autant, que lorsqu'ils étaient mis en eau ; n'ayant pas vu de près des rendements de ce genre, nous ne pouvons nous prononcer. Si l'on doit des dommages intérêts aux possesseurs d'étangs, nous croyons qu'une certaine somme pourrait bien être prélevée pendant quelques années sur les fonds du département ; jamais argent ne sera plus utilement placé que celui-là, car ce n'est plus l'agrément qui le réclame, c'est l'utilité publique, c'est la santé de tous.

Comptant sur le concours des médecins qui exercent dans notre plaine ou sur les coteaux qui l'avoisinent et dont l'intérêt qu'ils portent à la cause de l'humanité est bien connu, nous venons, vétérinaire exerçant au sein de cette partie du Forez, commandé par la déontologie médicale, implanter hardiment le drapeau de l'hygiène sociologique, au centre de cette contrée infectieuse. Nous sommes persuadé que nos confrères et les médecins, ainsi que beaucoup de personnes qui auront pu par cette brochure se rendre compte des désastres causés par les miasmes paludéens, se joindront à nous pour mettre toute leur science, tout leur talent, toute leur influence au service de l'œuvre humanitaire depuis si longtemps réclamée : l'assainissement.

Avant de parler des moyens d'assainissement, que nous nous contenterons seulement de mentionner, nous devons dire que nous ne sommes pas le premier qui ait écrit sur ce sujet; des hommes qui aimaient leur pays ont déjà traité cette question. M. le marquis de Poncins père, en 1826, a écrit une brochure intitulée : *De l'insalubrité d'une partie du département de la Loire et des moyens d'y remédier.* Ce mémoire a été couronné par la Société d'agriculture, arts et commerce de Montbrison. Dans ce travail, l'auteur s'est abstenu de recherches scientifiques et de théories; il a réduit la question à son expression pratique la plus simple. Voici les améliorations qu'il proposait : « 1° Donner une profondeur déterminée aux étangs; fixer le tarif de cette profondeur, dont l'inclinaison aura lieu dans le sens du terrain; 2° encaisser les étangs de toute part, de manière à ce que dans la partie la moins profonde, il y ait encore une hauteur d'eau déterminée. Comme il s'agit d'opérer sur des étangs déjà faits, il suffira pour les rendre profonds d'en retrancher toute la partie marécageuse; 3° acheter des propriétaires le dessèchement des étangs marécageux avec les fonds du département; les possesseurs de ces étangs n'éprouveront aucune perte, puisqu'il leur sera alloué une préalable et juste indemnité. »

Depuis cette époque, des agronomes éminents n'ont pas craint de montrer que les étangs pouvaient être cultivés; M. le marquis de Poncins est parvenu à créer dans une des parties les plus marécageuses de notre plaine, à force de soins et de constance dans ces projets et par une culture raisonnée du sol, une ferme connue sous le nom de ferme des Places et qui jouit aujourd'hui d'un certain renom dans la France agricole. Des plantations d'arbres ont remplacé les roseaux autrefois seuls hôtes de ces lieux humides;

des habitations animent ce territoire jadis solitaire; les étangs qui nourrissaient à peine quelques vaches étiques sont métamorphosés en luxuriantes prairies, dans lesquelles s'entretient aujourd'hui une belle population bovine, au sein de laquelle sont choisis de magnifiques taureaux que chaque année des éleveurs du Nivernais et d'autres centres d'élevage viennent acheter pour emmener dans leur pays comme reproducteurs. Voilà une preuve bien évidente de ce que peuvent dans un pays marécageux le travail et l'assiduité. Le conseil d'hygiène de l'arrondissement de Montbrison a bien compris l'influence pernicieuse des étangs, aussi a-t-il soulevé, il y a quelques années déjà, la question de l'assainissement. Par ses soins, son énergie, un certain nombre d'étangs ont été desséchés; mais les récriminations des possesseurs des foyers d'intoxication ont été si grandes que l'on a dû s'arrêter momentanément dans le but que l'on poursuivait. Un jour viendra, espérons-le, où de nouveau cette question importante sera soulevée et où l'on continuera l'œuvre humanitaire qui n'est encore qu'ébauchée.

Le docteur Poyet, dont tous les habitants de notre plaine déplorent vivement la perte, avait savamment décrit l'influence des étangs, dans son excellente brochure intitulée : *Esquisse topographique de la plaine du Forez*. Il avait énuméré d'une manière précise les moyens à mettre en usage pour opérer l'assainissement; aussi lui emprunterons-nous à ce sujet, ne croyant pas mieux faire, ses pensées et son style.

Pour arriver à ce but important, l'assainissement, plusieurs grands moyens doivent être simultanément mis en œuvre. Ce sont : 1° le dessèchement de tous les étangs insalubres et des quelques marais qui se trouvent dans la plaine du Forez; 2° le curage et l'élargissement, s'il y a lieu, des cours d'eaux principaux, destinés à recevoir toutes les eaux; 3° l'ouverture et le parfait entretien des fossés maîtraux dans tous les thalweys secondaires pour l'assainissement des terres.

D'autres moyens, d'une grande importance pour la salubrité, sont encore nécessaires, mais ils ne peuvent être mis
en pratique que progressivement. Tels sont : 1° Le drainage
pour absorber l'eau du sous-sol; 2° la culture des terrains
exécutée d'une manière plus méthodique; 3° l'amendement
des terres argileuses par la marne ou par la chaux; 4° les
engrais employés en plus grande quantité, par suite de la
culture des plantes fourragères; 5° une modification complète dans la construction des habitations rurales; 6° des
plantations d'arbres convenablement disposés et choisis
parmi les essences qui réussissent sur les terrains marécageux ; 7° l'instruction primaire mise en rapport avec l'agriculture du pays.

Pour être traitée à fond, chaque proposition émise ci-
dessus nécessiterait de forts longs détails, qui pourraient
faire l'objet d'un autre mémoire, que nous entreprendrons
peut être un jour, si le temps et la force ne nous manquent
et si une plume plus autorisée ou plus habile que la nôtre
ne nous devance.

Les moyens de préserver les hommes et les animaux des
affections engendrées par le miasme paludéen sont nombreux
et ne laissent pas de présenter, nous sommes le premier à
le reconnaître, quelques difficultés.

Pour opérer l'assainissement dans notre plaine, il faut
d'abord vaincre l'apathie des populations rurales à ce sujet,
puis ce sera aux hommes capables d'apprécier l'excellence
de cette entreprise sanitaire, qu'incombera le devoir, nous
dirons même l'honneur, de prendre une initiative bien accu-
sée.

Pour arriver à cet heureux résultat, il faudrait que l'instruction agricole et les connaissances diverses qui se rattachent à la culture du sol, se vulgarisassent dans nos campa-
gnes; s'il est encore des pays qui soient arriérés, qui n'aient
pas profité au même degré que d'autres des lumières que le
temps et l'expérience ont apportées à la question qui nous

occupe, il ne faut s'en prendre qu'à l'ignorance encore trop grande qui plane sur une partie de la population rurale et à la défiance avec laquelle elle a parfois reçu les conseils que des hommes compétents lui ont donnés. Cependant nous sommes heureux de constater ici que, depuis quelques années, le degré d'instruction s'est élevé parmi les jeunes générations, grâce aux bienfaits de l'école primaire plus longtemps fréquentée.

L'aisance et le bien-être, au lieu de la gêne et de la pauvreté, sont des choses qui intéressent trop directement l'économie agricole et la fortune publique pour qu'on n'essaie pas de détruire les obstacles qui s'opposent à leur développement.

Il y a là, dans l'assainissement, un intérêt que tous, nous en sommes convaincu, comprendront, car il s'agit d'une question d'humanité, de haute philanthropie, nous ajouterons même de conservation personnelle, devant laquelle doivent s'effacer toutes les considérations d'intérêt privé qui deviendraient assez mesquines en pareilles circonstances. D'un autre côté, l'administration qui accomplirait cette tâche, pourrait bien être sûre d'avoir acquis, par ce fait, un titre précieux et certain à la reconnaissance publique; c'est d'ailleurs, une des plus légitimes satisfactions que puissent rechercher ceux qui administrent la fortune communale. L'œuvre est grande, mais non moins grands seraient les hommes qui parviendraient à l'accomplir, car cela prouverait que leur cœur est largement ouvert aux sentiments élevés et qu'en eux les souffrances sociales trouvent toujours un écho.

Puissent nos vœux être accomplis, et le bonheur d'avoir été utile à nos compatriotes sera pour nous une perpétuelle récompense !

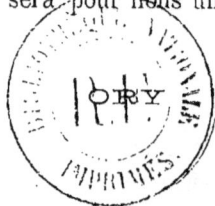

ERRATUM

Dans une partie de cet ouvrage les adjectifs et participes se rapportant au mot effluve, ont été mis, par erreur, au genre féminin.

Saint-Etienne, imp. FORESTIER, rue de la Bourse, 2.